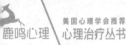

美国心理学会推荐
心理治疗丛书

现实疗法

Reality Therapy

【美】罗伯特·伍伯丁 (Robert E. Wubbolding) 著

郑世彦 译

郭本禹 主编

重庆大学出版社

http://www.cqup.com.cn

译丛序言

毋庸置疑，进入 21 世纪后，人类迅速地置身于一个急剧变化的社会之中，那种在海德格尔眼中"诗意栖居"的生活看似已经与我们的生活渐行渐远，只剩下一个令人憧憬的朦胧魅影。因此，现代人在所谓变得更加现实的假象中丧失了对现实的把握。他们一方面追求享受，主张及时享乐，并且能精明地计算利害得失；另一方面却在真正具有意义的事情上显示出惊人的无知与冷漠。这些重要的事情包括生与死、理想与现实、幸福与疾苦、存在与价值、尊严与耻辱，等等。例如，2010 年 10 月，轰动全国的"药家鑫事件"再一次将当代社会中人类心理的冷酷与阴暗面赤裸裸地曝晒在大众的视线之中。与此同时，当今日益加快的生活节奏、沸沸扬扬的时尚热潮，不计其数的社会问题正在不断侵噬着我们的生活乐趣，扰乱着我们的生活节奏。例如，日益激烈的职业与生存竞争导致了现代社会中人际关系的淡薄与疏远，失业、职业倦怠与枯竭、人际焦虑、沟通障碍等一连串的问题催化了"人"与"办公室"的矛盾；家庭关系也因受到社会变革的冲击而蒙上了巨大的阴霾，代沟、婚变、购房压力、赡养义务、子女入学等一系列困难严重地激化了"人"与"家庭"的矛盾。诸如此类的矛盾导致（促使）人们的心灵越来越难以寻觅到一个哪怕只是稍作休憩、调适的时间与空间。这最终引发了各种层出不穷的心理问题。在这种情况下，心理咨询与治疗已然成为了公众的普遍需要之一，其意义、形式与价值也得到了社会的一致认可。例如，在 2008 年面对自我国唐山地震以来最为严重自然灾难之一的四川汶川大地震时，心理治疗与干预就有效地减轻了受灾群众的创伤性体验，并在灾后心理重建方面发挥了不可替代的作用。

值得欣喜的是，我国的心理治疗与咨询事业也在这种大背景下绽放出了旺盛的生命力。2002 年，心理咨询师被纳入《国家职业大典》，从而正式成为一门新的职业。2003 年，国家开始组织心理咨询师职业资格考试。心理咨询师甚至被誉为"21 世纪的金领行业"[1]。目前，我国通过心理咨询师和心理治疗师资格证书考试的人数有 30 万左右。据调查，截至 2009 年 6 月，在苏州持有劳动部颁发的国家二级、三级心理咨询师资格证书者已达到 2 000 多人[2]；截至 2010 年 1 月，在大连拥有国家心理咨询师职业资格证书者有 3 000 多人，这一数字意味着在当地每 2 000 人中即拥有一名心理咨询师[3]。但就目前而言，我国心理治疗与咨询事业还存在着诸多问题。譬如，整个心理治疗与咨询行业管理混乱，人员鱼龙混杂，专业水平参差不齐，从而成为阻碍这一行业发展的瓶颈。"造成这一现象的原因尽管很多，但最根本的原因，乃是大陆心理

[1] 徐卫东. 心理咨询师，21 世纪的金领行业 [J]. 中国大学生就业，2010（10）.

[2] 沈渊. 苏州国家心理咨询师人数超两千 [N]. 姑苏晚报，2009-06-07.

[3] 徐晓敬. 大连每 2000 人即拥有一名心理咨询师 [N]. 辽宁日报，2010-03-24（7）.

咨询师行业未能专业化使然。"[1]因此，提高心理咨询师与治疗师的专业素养，已经成为推动这一行业健康发展亟待解决的问题。

对于普通大众而言，了解心理治疗与咨询的基本知识可以有效地预防自身的心身疾病，改善和提高生活质量；而对于心理治疗与咨询行业的从业人员而言，则更有必要夯实与拓展相关领域的专业知识。这意味着专业的心理治疗与咨询行业工作者除了掌握部分心理治疗与咨询的实践技巧与方法之外，更需要熟悉相应治疗与咨询方案的理念渊源及其核心思想。心理学家吉仁泽（G.Gigerenzer）指出："没有理论的数据就像没有爹娘的孤儿，它们的预期寿命也因此而缩短。"[2]这一论断同样适用于形容心理治疗技术与其理论之间的关系。事实上，任何一种成功的心理治疗方案都有着独特的、丰厚的思想渊源与理论积淀，而相应的技术与方法不过是这些观念的自然延伸与操作实践而已。"问渠那得清如许，为有源头活水来"，只有奠基于治疗理论之上的治疗方法，才不致沦为无源之水。

尽管心理治疗与咨询出现的历史不过百年左右，但在这之后，心理治疗理论与方法便如雨后春笋，相互较劲似的一个接一个地冒出了泥土。据统计，20 世纪 80 年代的西方心理学有 100 多种心理治疗理论；到 90 年代这个数字就翻了一番，出现了 200 多种心理治疗理论；而如今心理治疗理论已接近 500 种。这些治疗理论或方法的发展顺应时代的潮流，但有些一出现便淹没在大潮中，而有些

[1]陈家麟，夏燕.专业化视野内的心理咨询师培训问题研究——对中国大陆心理咨询师培训八年来现状的反思[J].心理科学，2009，32（4）.

[2]G.Gigerenzer. Surrogates for theories.*Theory & Psychology*，1998，8.

则始终走在潮流的最前沿，如精神分析学、行为主义、人本主义、认知主义、多元文化论、后现代主义等思潮。就拿精神分析学与行为主义来说，它们伴随心理学研究的深化与社会的发展而时刻出现日新月异的变化，衍生出更多的分支、派别。例如，精神分析理论在弗洛伊德之后便出现了心理分析学、个体心理学、自我心理学、客体关系学派、自体心理学、社会文化学派、关系学派、存在分析学、解释精神分析、拉康学派、后现代精神分析、神经精神分析等；又如，行为主义思潮也飞溅出各式各样的浪花：系统脱敏疗法、满灌疗法、暴露疗法、厌恶疗法、代币制疗法、社会学习疗法、认知—行为疗法、生物反馈疗法等。一时间，各种心理治疗理论与方法如繁星般以"你方唱罢我登场"的方式在心理治疗与咨询的天空中竞相斗艳，让人眼花缭乱。

那么，我们应该持怎样的态度去面对如此琳琅满目的心理治疗理论与方法呢？对此，我们想以《爱丽丝漫游奇境记》中的一个故事来表明自己的立场：爱丽丝与一群小动物身上弄湿了，为了弄干身上的水，渡渡鸟（Dodo bird）提议进行一场比赛。他们围着一个圈跑，跑了大概半个小时停下来时，他们发现自己身上的水都干了。可是，没有人注意各自跑了多远，跑了多久，身上是什么时候干的。最后，渡渡鸟说："每个人都获胜了，所有人都应该得到奖励。"心理学家罗森茨韦格（M. Rosenzweig）将之称为"渡渡鸟效应"，即心理治疗有可能是一些共同因素在发挥作用，而不是哪一种特定的技术在治愈来访者。这些共同的因素包括来访者的期望、治疗师的人格、咨访关系的亲密程度等。而且，已有实证研究证实，共同因素对治疗效果发挥的作用远远超过了技术因素。然而，尽管如此，我们认为，各种不同治疗取向的存在还是十分有必要的。对于疾病来说，可能很多"药物"（技术）都能起作用，但是对于人来说，每个人喜欢的"药"的味道却不一样。因此，每一对治疗师与来访者若能选择其喜爱的治疗方法，来共同度过一段时光，岂不美哉？！而且，事实上，经验表明，在治疗某种特定的心理疾病时，也确实存在某些方法使用起来会比另外一些方法更加有效。

因此，在这个越来越多元化发展的世界中，我们当然有理由保持各种心理疗法的存在并促进其发展。美国心理学会（APA）在这方面做了大量工作。APA对学校开设的课程、受读者欢迎的著作、广泛参与的会议进行了深入的调研，确定了当今心理治疗领域最为重要、最受欢迎、最具时代精神的24种理论取向；并且选取了相关领域的领军人物来撰写这套"心理治疗丛书"，这些领军人物不但是相关理论的主要倡导者，也是相关领域的杰出实践者。他们在每本书中对每一种心理治疗理论取向的历史作了简要回顾，对其理论进行了概括性阐述，对其治疗过程进行了翔实的展示，对其理论和疗效作出了恰当的评价，对其未来发展提出了建设性的展望。

这套丛书可谓是"麻雀虽小，五脏俱全"。整套丛书可以用五个字来概括：短、新、全、权、用。"短"是短小精悍，本套丛书每册均在200页左右，却将每种取向描述得淋漓尽致。"新"是指这套丛书的英文版均是2009年及以后出版的，书中的心理治疗取向都是时下最受欢迎与公认的治疗方法。"全"是指这套丛书几乎涵盖了当今心理治疗领域所有重要的取向，这在国内目前的心理治疗丛书中是不多见的（比较罕见的）。"权"是指权威性，每一本书都由相关心理治疗领域的领军人物撰写。"用"是指实用性，丛书内容简明、操作性强、案例鲜活，具有很强的实用性。因此，这套丛书对于当今心理咨询与治疗从业者、心理学专业学生以及关注自身心理健康的一般读者来说，都是不错的专业和普及读本。

　　这套"丛书"共24本，先由安徽人民出版社购买其中9本书的翻译版权，后由重庆大学出版社购其中10本书的翻译版权。两社领导均对这套"丛书"给予高度重视，并提出具体的指导性意见。两个出版社的各位编辑、版贸部工作人员均付出了辛勤的劳动，各位译者均是活跃在心理学研究、教学和实践的一线工作者，具有扎实的理论功底与敏锐的专业眼光，他们的努力使得本套丛书最终能呈现在各位读者面前。我们在此一并表达诚挚而衷心的感谢！

郭本禹

2013 年 8 月 10 日

于南京郑和宝船遗址·海德卫城

丛书序言

有人可能会认为，在当代心理治疗的临床实践中，循证（evidence-based）干预以及有效的治疗结果已经掩盖了理论的重要性。也许是这样吧。但是，作为本丛书的编者，我们并不打算在这里挑起争论。我们确实了解到，心理治疗师一般都会采用这种或那种理论，并根据该理论来进行实践，这是因为他们的经验以及几十年的可靠证据表明，持有一种合理的心理治疗理论，会使治疗取得更大的成功。不过，在具体的助人过程中，理论的作用还是很难解释。下面这段关于解决问题的叙述，将有助于传达理论的重要性。

伊索讲述了一则寓言：关于太阳和风进行比赛，以确定谁最有力量。他们从天空中选中了一个在街上行走的人。风打赌说他能够脱掉那个人的外套，太阳同意了这次比赛。风呼呼地吹着，那个人紧紧地裹着他的外套。风吹得越猛烈，他就裹得越紧。太阳说该轮到他了。他将自己所有的能量照射出温暖的阳光，不一会儿，那个人就把外套脱了。

太阳与风之间比赛脱掉男子的大衣跟心理治疗理论有什么关系呢？我们认为，这个让人迷惑的简短故事强调了理论的重要性，理论作为任何有效干预的先驱——因此，也是一种良好结果的先驱。没有一种指导性的理论，我们可能只治疗症状，而没有理解个体的角色。或者，我们可能与来访者产生了强烈的冲突，而对此一点也不理解。有时，间接的帮助手段（阳光）与直接的帮助手段（风）一样有效——如果不是更有效的话。如果没有理论，我们将失去治疗聚焦的方向，而陷入比如社会准则（social correctness）中，并且不想做一些看起来过于简单的事情。

确切地说，理论是什么？《美国心理学会心理学词典》（*APA Dictionary of Psychology*）将理论界定为"一种或一系列相互关联的原理，旨在解释或预测一些相互关联的现象"。在心理治疗中，理论是一系列的原理，应用于解释人类的思想或行为，包括解释是什么导致了人们的改变。在实践中，理论创设了治疗的目标，并详细说明了如何去实现这些目标。哈利（Haley，1997）指出，一种心理治疗理论应该足够简单，以让一般的心理治疗师能够明白，但是也要足够综合，以解释诸多可能发生的事件。而且，理论在激发治疗师与来访者的希望，认为治愈是可能的同时，还引导着行动朝着成功的结果发展。

理论是指南针，指导心理治疗师在临床实践的辽阔领域中航行。航行的工具需要经过调整，以适应思维的发展和探索领域的拓展，心理治疗理论也是一样，需要与时俱进。不同的理论流通常会被称作"思潮"，第一思潮便是心理动力理论（比如，阿德勒的理论、精神分析），第二思潮是学习理论（比如，行为主义、认知—行为学派），第三思潮是人本主义理论（以人为中心理论、格式塔、存在主义），第四思潮是女性主义和多元文化理论，第五思潮是后现代和建构主义理论。在许多方面，这些思潮代表了心理治疗如何适应心理学、社会和认识论以及心理治疗自身性质的变化，并对这些变化作出了回应。心理治疗和指导它的理论都是动态的、回应性的。理论的多样性也证明了相同的人类行为能够以不同的方式概念化（Frew & Spiegler，2008）。

我们创作这套美国心理学会《心理治疗丛书》时，有两个概念一直谨记于心——理论的中心重要性和理论思维的自然演化。我们都彻底地为理论以及驱动每一个模型的复杂思想范畴所着迷。作为教授心理治疗课程的大学教师，我们想要创造出学习材料，不仅要对专业人士以及正在接受培训的专业人员强调主流理论的重要性，还要向读者们展示这些模型的当前形态。通常在关于理论的著作中，对原创理论家的介绍会盖过对模型进展情况的叙述。与此相反，我们的意图是要强调理论的当前应用情况，当然也会提及它们的历史和背景。

这个项目一开始，我们就面临着两个紧迫的决定：选取哪些理论流派，选择谁来撰写？我们查看了研究生阶段的心理治疗理论课程，看看他们所教授的是哪些理论；我们也查阅了受欢迎的学术著作、文章和会议情况，以确定最能引起人们兴趣的是哪些理论。然后，我们从当代理论实践的最优秀人选中，列出了一个理想的作者名单。每一位作者都是他所代表取向的主要倡导者之一，同时他们也都是博学的实践者。我们要求每一位作者回顾该理论的核心架构，然后通过循证实践的背景查看该理论，从而将它带进临床实践的现代范畴，并清晰地说明该理论在实际运用中情况如何。

这一丛书我们计划有 24 本。每一本书既可以单独使用，也可以与其他几本书一起，作为心理治疗理论课程的资料。这一选择使得教师们可以创设出一门课程，讲授他们认为当今最显著的治疗方法。为了支持这一目标，美国心理学会出版社（APA Books）还为每一取向制作了一套DVD，以真实的来访者在实践中演示该理论。许多 DVD 都展示了超过六次的面谈。有兴趣者可以联系美国心理学会出版社，获得一份完整的 DVD 项目的清单（http://www.apa.org/videos）。

威廉·格拉瑟基于选择理论的现实疗法在当代治疗中是一种受欢迎的方法。这种方法聚焦于来访者即时的或此时此地的世界，以及来访者当前的行为如何促使他们更接近或远离他们的设定目标。在《现实疗法》中，格拉瑟的主要继承人，罗伯特·伍伯丁通过提供描述这一模型在行动中的案例阐释，强调这种方法的基本性质。而且，格拉瑟在应对临床困境中如何发展这一方法的历史，也强调了这一模式的实际和直接的应用。读者会很快理解问题解决和作出决定的重要性，并理解为何此方法在学校和社区心理健康中心有如此的魅力。

——乔恩·卡尔森和马特·恩格拉-卡尔森

（Jon Carlson and Matt Englar-Carlson）

参考文献

Frew, J. & Spiegler, M. 2008. *Contemporary psychotherapies for a diverse world*. Boston, MA: Lahaska Press.

Haley, J. 1997. *Leaving home: The therapy of disturbed young people*. New York, NY: Routledge.

致　谢

　　首先，我要感激的是威廉·格拉瑟（William Glasser），他是一位医学博士，创立了现实疗法（Reality Therapy）并孜孜不倦地传授它将近50年。这么多年来，他保持着坚定不移的承诺和毫不动摇的信念，有增无减。他相信这个心理咨询与治疗系统，相信它在教育和所有人类关系上的应用，相信它是改善全世界的社会和文化的巨大力量。在与心理疾病患者和矫正机构的青少年工作时，格拉瑟博士创造现实疗法一词，其核心是行为的改变。我还要感激他的妻子卡琳（Carleen），她也是一名得力的教师，一直坚定地支持格拉瑟的所有努力。将比尔（Bill）（比尔可能是格拉瑟的昵称——译者注）和卡琳介绍给各位，我感到非常荣幸。

　　琳达·哈舍曼（Linda Harshman），是威廉·格拉瑟学院（The William Glasser Institute）的执行理事，她为这一组织提供了一个坚定的领导，矢志不渝超过25年。她是我们的一位挚友和同事，在格拉瑟博士和我看来，她一贯的支持对选择理论和现实疗法在全世界的发展是不可或缺的一部分。

我想要对乔恩·卡尔森（Jon Carlson）表示深深的感谢，因为他信任我的工作质量并乐意邀请我加入他的工作（卡尔森是本套丛书的主编之一——译者注）。我还要感谢埃德·迈登鲍尔（Ed Meidenbauer），他做编辑的细心功夫是数一数二的。

我的学生、工作坊参加者和来访者教给了我心理咨询与治疗的艺术，尽管他们可能没有意识到自己所提供的帮助。我祝愿他们万事如愿、心想事成！

最后，我的妻子桑迪（Sandie），她的耐心且忠心的支持以及在编辑和修订上的努力，对我来说是不可缺少的。这本书是一个令人激动和富有成效的机会，丰富了我们在一起的生活。

我祝愿以上所有的人福寿无疆（*ad multos annos*），快乐美满！

C

ONTENTS

目 录

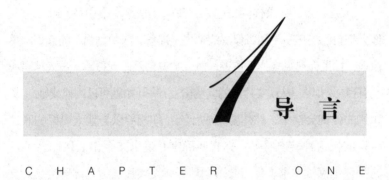

导言

CHAPTER ONE

　　"你想要什么？"这个问题包含了现实疗法实践的一个关键概念，同时，它也是学习现实疗法的一个起始点。许多治疗师耗费了大量宝贵的治疗时间，却没有关注来访者想从治疗过程及其周围世界中获得什么。询问这个问题，将有助于治疗师建立并加强治疗关系。治疗师和来访者通过这个简单而有力的问题，可以从众多需要、希望和梦想中获取大量珍贵的信息。

　　作为读者，如果你问自己，"我想要从这本书中得到什么？"你会把自己当作一个如饥似渴的学生，准备好学习到最多的知识。类似地，如果你遇见一位来访者，他或她说自己感到孤单、被人疏离和没有目标，那么，从现实疗法的立场出发，一开始就可以问他或她："从我们的咨询会谈中，你想要完成什么？你想要以与他人更好的联结感来取代这种疏离感吗？你想要确定并追求某个生活目标吗？"

　　仔细阅读本书，你将会透彻地理解现实疗法的基础理论及其方法学，它为初学者和有经验的治疗师均提供了开创性的资源。贯穿本书，我强调了现实疗法背后的基本原理。理解这个基本原理，将会帮助治疗师避免认为现实疗法可以被简化为简单的技术。对于寻求丰富和拓宽自身技能的治疗师，现实疗法是实用和及时的。然而，理解其理论和基本原理，可以使治疗师建立自己个人化的应用、技能和技术。举个例子，询问来访者的开场问题"你想要什么"，它是一门有效的技术。但它还是一个概念、一个原理，与内在控制心理学（internal control psychology）的理论原理（即人类动机是内部的）交织相连，这个原理在本篇导言中将充分地进行解释。

通过聚焦于现实和意识问题而不是无意识，现实疗法的创立者威廉·格拉瑟（1965）挑战了心理治疗群体的假设和实践。他认为精神病院里的患者也有做选择的能力，并能够为自己的行为承担责任。这导致了他在专业上的边缘化。但他不畏排斥，锐意进取。这本书阐述了一种21世纪的方法体系，它基于助人专业中广泛接受的原理，即内在控制心理学。

在导言部分，我们聚焦于两个主要和关系密切的内容：选择理论和现实疗法。选择理论解释了人类心智功能是一个负向输入（negative input）的控制系统。火箭就是这种系统的一个例子。当它的导航装置显示它在远离目标时，就会对它的推进系统发出信息，以矫正它的当前方向和目标方向之间的误差。类似地，当一辆汽车设置了导航控制一个想要的速度，当它探测到当前速度和目标速度之间不一致时，这个速度装置就会矫正汽车的速度。同样，当人类知觉到他们不是在接近自己想要的，这种不一致就会引起他们行为系统的活动：即为了保持他们接近目标，他们会做出矫正性的选择。另一方面，当人类知觉到他们正在接近从自己周围世界所获取的，他们会感到满足。他们处于一个内稳态（homeostasis）的环境中。因此，人类行为是有目的性的。它尝试着影响外部世界，与之交流。这种努力的目标是获得特定的知觉——需要和欲望得到满足（Glasser，1980，1984，1998）。

现实疗法便是根植于这种理论，不过它有自己的清晰定义的程序。如果说选择理论是铁轨，那么，现实疗法就是运输产品的火车。一开始，现实疗法应用于精神病院和矫正机构，现在已经应用于心理治疗、教育、管理和督导，以及教养和一系列其他的人类关系。就像在许多心理治疗系统中一样，现实治疗师先要建立一个安全和友好的治疗氛围；然后，通过帮助来访者确定他们想从周围世界中获得什么，检查他们所做选择的有效性，并为满足他们的需求做出现实的计划，从而帮助他们聚焦于当前意识到的问题。现实疗法的一个基础哲学原理便是人类要为自己的行为负责。外在环境、早期的童年经验和文化环境的影响在人类的发展中扮演着重要的角色，但是，现实治疗师看到人类改变行为选择的能力，能够以保证自己不必再继续受害、受困或纠缠于这些影响（Wubbolding，2000a）。

在学习现实疗法以及应用其原理时，首字母缩写 WDEP 是一个非常有用的工具。这个系统将会在后面的章节详细解释，但是这里按顺序先做一个简明的介绍。这些字母代表了一个概念群，它们在一起组成了现实疗法引导改变的步骤。W 代表询问来访者想从他们的周围世界中获得什么。这个步骤涉及解释来访者如何感知他们自己以及他们的周围世界。D 代表探索来访者当前正在做什么，即他们在展现什么行为，包括行动、思考、感受和生理。E 代表来访者的自我评估——检查行为的有效性、需求的可行性及其动机的许多其他方面。P 代表了一个行动计划，导向想要的改变。

坦白地说，在选择理论和现实疗法之间存在明显的差异。但是，在我的教学和演讲中，我经常用现实疗法这个词来包含理论和实践，即选择理论和现实疗法。原因是现实疗法早于选择理论产生，它总是与威廉·格拉瑟这个名字连在一起。在与大学教授和治疗师的交谈中，我曾问过一个简单的问题："人们将如何纪念格拉瑟博士？"几乎每个人这样都回答，他将因为创立现实疗法而被人怀念。

在学习现实疗法时，我鼓励读者对此予以特别的注意，即我以简单和清晰的语言来表达现实疗法的理论和实践。我会说到归属、权力、自由、乐趣、需求、选择和知觉。我故意很少用技术方面的词汇，这会使此体系对于治疗师和来访者更易理解。此外，我鼓励读者选择某一个具体的人，比如感到疏离和孤立的来访者，或是感到被社会"欺骗"的人，感到被拒绝和抑郁的人，以反社会风格行事的人，或者对自身的个人成长有兴趣的人。当你学到理论和实践的每一个部分，你就要问自己如何将这些原理应用到具体案例里。

2 历 史

CHAPTER TWO

起　源

　　二十世纪五六十年代，在矫正机构和精神病院的工作中，威廉·格拉瑟形成了他关于现实疗法的开创性思想。作为一个接受传统训练的精神病学家，格拉瑟学习过传统的精神病学方法——帮助来访者获得洞察、修通移情、处理防御机制，从而使其获得更高程度的适应和精神健全。然而，通过他与病人的治疗经验，他开始相信，尽管完成了这种分析方法的目标，来访者经常仍然受困于他们的无效行为；许多人不能为他们的行为负责，无法产生更有效的选择。这时，他的老师哈林顿（G.L.Harrington）提供了支持和共情的倾听，使格拉瑟能够规划和实施他新的心理治疗形式，后来这一治疗形式以现实疗法著称。1960 年，格拉瑟出版了《心理健康或心理疾病》（*Mental Health or Mental Illness*）一书，在这本书里，他展现了初步的思想——心理健康来自于内在需要的满足。格拉瑟宣称，通过内在动机的满足，人类将不再受困于环境，也不再受到环境的压迫。1965 年是现实疗法发生转折的一年，格拉瑟出版了颇有争议的《现实疗法：精神病学的新方向》（*Reality Therapy: A New Approach to Psychiatry*）。相对于那个时代的传统智慧，格拉瑟强调了那些为自己的行为负责达到更高水平的心理健康的人，而不是那些把问题归因于父母影响、社会或自己过去经历的人。他宣称行为涉及选择，并且在大多数环境中大多数人是有选择的。因此，心理咨询和心理治疗的客观性应该是可测量的行为改变，而不仅仅是洞察和理解过去事件或当前的无意识驱力。

尽管现实疗法不被医学教授热情地接受，但是，矫正人员、年轻工作者、心理学家、咨询师、治疗师和教育者都很喜欢它对个人责任的强调。格拉瑟在学校做心理咨询，并帮助学生为他们的行为负责，较少地归咎于他人。基于他在学校里的经验，他撰写了《没有失败的学校》(*Schools Without Failure*)一书(1968)，在这本书中，他讨论了如何在班级会议或更大的团体中运用现实疗法。虽然与心理咨询或心理治疗的团体不一样，但是班级会议中也有一些相同的目标，比如增强自尊心、成功感和团体成员的投入以及相互尊重。

在现实疗法早期，许多专业人员并不将之看作是一种理论，而仅认为是一种方法。在建立基础性理论时，格拉瑟第一次在《认同社会》(*The Identity Society*)中阐述了其社会学基础。他解释道，十九世纪五六十年代有三个因素促使了西方文明的剧烈变化。在这几十年间，西方社会见证了渐进和突发的变化，比如通过了保障人权的法律、增加财富来满足大多数人基本生存或自我保护的需求，以及依靠电子媒介实现及时沟通。这三个改变预示着认同社会的诞生——在这个世界中，人们聚焦于他们的认同（或曰身份——译者注）需求而不是生存需要。大多数人企望有机会可以超越经济和政治的束缚。所以，由于依靠自我评估和积极规划未来而强调个人的权力，现实疗法赢得了寻求更高水平的内在控制的人们之赞同。正如格拉瑟和祖尼(Zunin)(1973)所说：

现实疗法是人类正式的最新尝试之一，它解释人类行为、为行为建立规则、规划一个人如何能够帮助另一个人获得幸福和成功；但是，与此同时，似乎矛盾的是，它也代表了关于人类行为的最古老的箴言之一。

古代先驱

虽然选择理论的一些原理源于早期的心理学领域，但是内在控制心理学的建立以及更多特定的选择理论可见于古代的著作。早在公元 2 世纪，罗马皇帝马可·奥勒留（Marcus Aurelius）（公元121—180 年）就说过，个人在一个世界中的责任受到内在控制信念（原文为 external controls，即外部控制，疑为拼写错误。——译者注）的支配，这种内在控制即无宗教信仰者的内心观念（the whims of the pagan gods）。以下的陈述暗示了早期的内在控制哲学：

如果事情在人的权力和范围之内，那么，相信它也在你的掌控之中。

那些困扰你的烦乱是不必要的，它们全部来自你对它的评判。

人的行动不能困扰我们，而是我们的看法使然（它能搅动人的情感）。

不要说"今天我的烦恼被清除了"，而是说"今天我清除了我的烦恼"。

烦恼不是外在的，而是内在的。（Aurelius，1944）

近代先驱

一位近代的智慧先驱是保罗·杜布瓦（Paul Dubois），他是生活在 20 世纪初的一位瑞士医生，他通过帮助病人以更积极的思维来更换损坏的认知来为他们服务（Glasser & Zunin，1973）。格拉瑟和哈林顿实践的早期现实疗法，依照的是威廉·詹姆斯（William James）的心理学。詹姆斯被称为美国心理学之父，他认为态度是可改变的，因此个体可以通过改变态度来改变他们的生活。人类的这种知觉是内在控制的或内在驱动的，詹姆斯的一句名言概括得好："我们不是因为快乐而歌唱，而是因为歌唱而快乐。"在现实疗法发展中一个更直接的基础来自赫尔穆特·凯瑟（Helmut Kaiser），门宁格基金会（Menninger Foundation）的一位精神分析家。他主张："分析师的任务就是使病人对自己的言语和行为感到有责任"（Kaiser，1955/1965，p4）。哈林顿用一种更民主的医患关系扩展了凯瑟的思想，他相信这可以更加有效地促进心理健康，因此，他偏离了传统的理论和方法——遍布各处的关于心理健康的精神分析取向。在格拉瑟的演讲中，他反复提到一位他做实习医生时遇到的女性。这位女性花了 3 年时间在治疗里讨论她的祖父，把她的问题归咎于他。在成为他的来访者不久之后，格拉瑟了解到她的祖父许多年前就已经去世了。然后，格拉瑟设立了一个界限：他们将只谈论当前的问题。在接下来与哈林顿的督导会谈中，格拉瑟描述了他坚持聚焦于当前行为的治疗，坚持他与传统治疗的分离。哈林顿没有否认这种方法的有效性，而是说"一起干吧"！

这次重要谈话的结果以及他们持续的学术关系，使格拉瑟获得勇气去发展现实疗法实践的具体程序来实施这个非传统的基础原理：人类的行为源于内部，源于当前动机的驱力。1961 年，格拉瑟作为一位执业精神病学家赢得广泛的认可之后，他开始就"现实精神病学"（reality psychiatry）发表演讲，现实疗法迅速变成了一个标签。他的精神病学同事对他阐述的原理态度冷淡，并经常表示蔑视。不过，许多其他的专业人员想要更多地接触现实疗法，要求格拉瑟提供一个培训课程。因此，在《现实疗法》（*Reality Therapy*，1965）出版的两年后，他建立了现实疗法学院，现在以威廉·格拉瑟学院为人所知，它一直聚焦于培训心理学家、咨询师、社会工作者、教育者和特殊场合的精神病医生（*Programs, Policies and Procedures of the William Glasser Institute*，2005）。

1965 年，格拉瑟建立了他基本的思想，当时他是文图拉学校（Ventura School）的心理咨询师，这是加州的一所针对行为不良女孩的未成年人机构。这所学校由贝亚·多兰（Bea Dolan）领导和监管（1962—1976）。那些触犯了法律的年轻女孩，经常被这样告知：因为她们的情绪困扰，所以她们对自己的行为没有责任。

多兰认为这样的教化仅仅起到剥夺这些人权力的作用，她全心全意地支持格拉瑟的共情而具指导性的现实疗法方法。在文图拉学校对女孩们使用现实疗法，为格拉瑟提供了一个动力，在未来十年进一步了发展他的思想。

随着人们对现实疗法的兴趣日益增加，其社会学和人类学的基础变得越来越明显（Glasser，1972）。不过，这个实践系统缺乏一个证明其合理的心理学理论。控制理论或控制系统理论为其提供了所需的理论基础。这个相对晦涩的对脑功能的解释，在助人专业中鲜为人知，但在工程学和控制论领域却广为人知，它把现实疗法提高到一个自由独立系统的水平。控制理论把人脑描述为一个负向输入的控制系统。这意味着人类行为是目的性的或有目的的。当行为没有完成它想要的目标，人脑便接收到负向反馈。换言之，它知觉到行为偏离目标了，需要被修正。后来，格拉瑟把控制理论改称为选择理论，它为人类行为的目的和功能、做出选择和感知反馈的能力提供了一个精细的解释。

诺伯特·维纳

诺伯特·维纳（Norbert Wiener，1894—1964）在麻省理工学院执教 40 年，是一位聪明和古怪的教授，深受学生们的爱戴。他18 岁就从哈佛大学取得了哲学博士学位。1919 年，他为麻省林恩市的通用电气公司工作；为纽约的奥尔巴尼市的美国百科全书工作；在阿伯丁试验场工作；是《波士顿先锋报》的专栏作者。他不朽的著作《控制论》（*Cybernetics*, 1948），与乔治·奥威尔（George Orwell）的《1984》同年出版，虽然没有后者流行，但是更具有预示性。在这本书和他后来的《随机理论中的非线性问题》（*Nonlinear Problems in Random Theory*, 1952）中，他开启和发展了对于机器和人类的新观点。如果今天控制理论相对不为人知，那么维纳第一次阐释它的时候就更少有人接受了。1961 年，在《控制论》的修订版中，他写道："我发现在证明我的观点时，主要的障碍是……控制理论这个观点是新颖的，甚至可能冲击了那个时代已建立的态度。"（p.7）。

　　后来，他进一步把反馈（feedback）这个概念应用于神经生理学、电子工程、医学、"超快速计算机器"和其他现象。因为他的著作广泛的适用性，格里高利·贝特森（Gregory Bateson）和玛格丽特·米德（Margaret Mead）要求他将时间和才能贡献于人类学和社会学。对于他们的迫切恳求，维纳回应道，

　　我同情他们对于形势的急迫感，也希望他们和其他有能力的人能担负起解决这类问题的责任。我既不能分享他们的感觉——这个领域第一次要求我的注意，也不能分享他们的希望——在这一方向上取得长足进步，并在治疗当今社会疾病上取得显著效果。（1948，p.24）

另一方面，正如格拉瑟所展示的，他的思想已经有了相当可观的治疗效果。格拉瑟已经使维纳的理论成为一个临床和教育的模型。格拉瑟的选择理论说明人类行为的目的是满足五大需求，后文会有解释。当人的大脑知觉到这些需求没有满足，它就对行为系统发出信号，纠正自身，以更加有效地实现这个目标。

当代取向／当前发展

威廉·鲍尔斯

其他学者已经从诺伯特·维纳手里接过火炬，并把它带到了更远的地方。控制论的学生们看到了控制理论中关于人类动机的内涵。作为计算机专家和心理学家的威廉·鲍尔斯（William Powers）为选择理论提供了更广泛的背景。他的主要著作《行为：知觉的控制》（*Behavior: the Control of Perception*，1973）将大脑呈现为一个输入控制系统，类似于一个控制房间温度的恒温器。比如恒温器知觉到房间温度在 80 度，而它想要调到 72 度。它就会对其行为系统——空调装置发出一个信号，让它去做一些事情、采取行动、产生行为——调低房间温度。接着它就会接收到这个输入信号，这个关于需求的信息，即一个关于房间温度在 72 度的知觉。类似地，机动车的巡航控制会"需求"小汽车以 60 千米／时的速度行驶。当外在世界改变——比如，遇到公路上坡或下坡时——巡航控制会调节它的行为，结果是"有意识地"以想要的速度来行驶。因此，大脑起到一个负面输入控制系统的作用。当一个人不朝向自己的目标前进时，大脑就会通知他或她：行为脱离了目标并尝试纠正它。格拉瑟（1980，1984）扩展了鲍尔斯对控制理论（或控制系统理论）的解释，整理出一个需求系统或五个基因指令（genetic instruction）——生存或自我保护、爱或归属、权力或内在控制、自由或独立、乐趣或欢乐——这是人类行为的源头。它们构成了动机性的引擎驱动并维持人类的选择。格拉瑟把这个理论放进了临床环境和心理咨询与心理治疗实践。在加入了这些以及许多其他思想后，把格拉瑟的理论称为控制理论就不再合适了，因此公认的名字是现在的选择理论。格拉瑟（1996）说道：

> 我把控制理论的名称改为"选择理论"，因为控制这个词强烈地暗示了它是一种控制人们的理论，这个完全错误的暗示是一条岔道。选择理论是准确的，并且反映了我自从1961年以来一直传授的观点，即我们选择了自己所做的一切。（p.3）

在说明从选择理论中所获得的好处时，他补充道，

> 选择理论让我们知道，我们比自己意识到的更多地控制着自己的生活。当你与他人联系时，采取更有效的控制意味着你会做出

更好的选择。你可以通过选择理论了解人们实际上如何行事：我们如何将基因里的东西和生活中学到的东西结合起来。（Glasser，1998，p.4）

近来，现实疗法以一些引发改变的程序为人所知。这个 WDEP 的首字母缩写词概括了一系列可能的干预：

W—— 探索来访者的需求（wants）。

D —— 探索来访者正在做什么（doing）（即总体行为）。

E —— 帮助来访者对整体行为和需求开展自我评估（evaluation）。

P ——协助来访者计划（plan）未来（Glasser & Glasser，2008；Wubbolding，2000a）。

而且，格拉瑟把心理健康作为一个公共教育问题来描述。他把选择理论和现实疗法作为社区教育提升心理健康最有效的工具。因此，现实疗法是一个心理健康系统，而不仅仅是一个矫正病理的系统（Glasser，2005a）。

格拉瑟优质学校（Glasser Quality Schools）展现了一个具体的社区干预以及现实疗法在教育中的应用。与其说是现实疗法，不如说是引导管理，这一应用涉及让教育者学会帮助学生从学习上获得一种内在的满足感，从而提升他们的行为、增加他们的学术成就（Wubbolding，2007）。

选择理论与现实疗法的区别

许多人经常会问："选择理论与现实疗法之间有什么不同？"《韦氏新世界大学词典》把理论定义为"对某些观察到的现象之明显关系或潜藏原则的一种构想……艺术或科学的分支，由其原理或方法而不是实践的知识而组成"（p.1485）。《韦氏在线词典》（2008）进一步说明理论这个词包括了"一种信念、方针……被认为或作为行动的基础……用来解释现象的看似合理或科学上可接受的一种原理或一系列原理"。选择理论对人类行为和人类心智如何发挥作用提供了一种解释，因此它成为现实疗法这个传输系统的基础。这个理论本身并不包括指导治疗应该如何实施。选择理论回答的是人们为何做他们所做的那些事，它认为人们根据当前的内在动机，为了满足他们的人性需要或基因指令来行动。更为特别的是，他们设法满足自身的需求，解决他们所要的和所获的之间的差异（Glasser，1980，1998）。根据伍伯丁和布里克尔（Wubbolding and Brickell，2005）的观点，在环境中交流、对他人传递信息是人类行为的次要目的。他们补充道，

一则信息要表达的与他人所接收到的经常有很大差别。举例来说，一个叛逆的青少年想要"独自一人待着"，并尝试对他或她的环境传递这种想法。然而，这个信息经常被周围接收信息的人理解为"我需要控制或纠正这个个体。因此，我需要比过去更多地跟着

他或她"。（p.29）

总的来说，选择理论关注的是心智（mind）为何以及如何起作用的知识；而现实疗法聚焦于涉及人类选择的策略和技术。因此，现实疗法是一个传输系统。如果选择理论是火车轨道，现实疗法就是一列火车；如果选择理论是高速公路，现实疗法就是传输产品的车辆（Wubbolding & Brickell，2007）。伍伯丁（1989，2000a，2008a）阐述了现实疗法是一个 WDEP 系统（需求、行动、评价、计划）。在教育中，现实疗法作为引导管理，对来访者、学生、父母、教育者、雇员或其他服务顾客实施、应用和传递选择理论原理。尽管教育者不提供治疗，但是他们在教学的时候应用内在控制心理学的原理，并且在他们的教育事业中运用选择理论。依据选择理论，当教育者理解心智如何起作用，如何与现实疗法的 WDEP 系统沟通，学习就会得到加强，行为就会得到改善（Wubbolding，2000a）。现实疗法所关注的技能，可以针对任何的年龄、种族、社会地位、文化或性别的人们工作，这些人呈现出广泛的特征（也就是所有的行为或选择）。

虽然理论与实践之间的区别清晰了，但在基础层面，选择理论和现实疗法的区别还是经常不那么严密。在现实疗法的训练会谈中，不仅包括现实疗法这个传输系统，而且包括解释和讨论理论基础，这是不可避免且十分恰当的。

3

选择理论

CHAPTER THREE

大脑如何运作：选择理论

选择理论是一种关于人类行为的理论，它解释了人们如何产生行动、认知和情绪以及生理上所受的影响。同时，它对人类动机（human motivation）也提供了信息和阐述，即人们为什么会有这种或那种的行为，他们又是如何做出某一选择。以下的案例为我们提供了一种背景，可以更好地理解一名学生的动机和行为。

努尔的案例

努尔是一名高中毕业生，他来到一所小规模的大学的学生宿舍，注册成为一名新生，但很快他发现自己厌恶这所学校。对他来讲，学校的课程太难，制度过于严格，而且他也想念他的高中同学和家人。由于他无心学习，第一学期大多数的科目都考砸了。然而，出于某种原因，他决定在第二学期用功学习并参与校园生活。这一学年年末，他优异的表现使之前的情况出现了180度大转弯。他很享受学校生活，而且有动力回校继续大二的学习。他的感受是如何以及为何发生变化的？是什么让他有动力想要专心学习？选择理论为此提供了一个完整的解释。

心理的发展

在其初期，选择理论就已对心理健康提供了解释，并重构了心理和情绪困扰的概念。行为是被选择的；心理和情绪困扰被形容为不快乐的；甚至精神疾病（psychosis）也被认为是一个人在尽最大努力获得内在的控制。人们为了满足其内在驱力而选择有效或无效的行为，或者两者兼有的行为。图示 3.1 显示了从发展的角度看待心理健康——心理健康是一系列有效的选择。而心理困扰则是退化的或一系列无效的选择。

选择理论的核心是人类的需求是驱动源（motivators），这个驱动被描述为基因的指令。格拉瑟（2003）曾说道："选择理论阐释了我们生来就带着某种目的，并根植于基因之中。本质上，基因为我们带来了五大基本需求，驱动着我们从生到死的所有行为"（p.94）。心理健康被视为是各种行为的一种积聚：有效的或无效的（Glassar，1984）、负责任的或不负责任的（Glassar，1972）、积极的或消极的（Wubbolding，2008a，2008b，2009a）。

有效的心理健康是发展的，而无效的心理健康是退化的。发展的路径与退化的路径一样，代表了两个普遍的过程，它们都包含了受基因、家庭、环境和文化影响的具体选择。这种心理健康的界定具有两个实践意义：一是早期的干预非常重要；二是对不同文化背景的个体采用不同的程序。

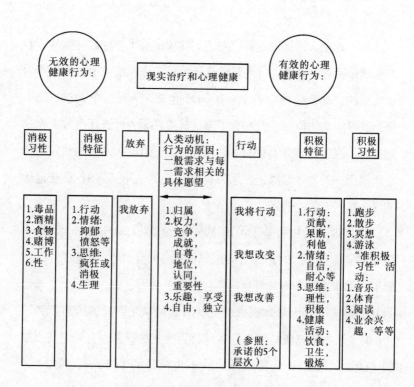

图 3.1　现实疗法和心理健康

以心理健康替代心理障碍

相对于心理障碍所获得的当前和必要的关注，选择理论和现实疗法组成了另一种视角。从选择理论的角度和逻辑的观点来看，在心理健康和不健康、有效生活和心理障碍之间存在一对一的负相关。因此，选择理论和现实疗法应该被视为心理健康系统而非仅仅是治疗系统。几十年来，心理健康的内容一直是心理健康专业人士研究的课题。莫尔（Moore，1994）将心理卫生定义为一门"从理想的预防角度研究人类人格及性格偏离（心理障碍）的实用科学"（p.2）。他补充道，对情绪和驱力的控制促成了一个平衡的人格。卡托奇威尔和莫里斯（Kratochwill & Morris，1993）描述道，心理卫生运动对于人们关注儿童和青少年的心理健康起到了重大作用。相似地，卡瓦纳和麦戈德里克（Cavanagh & McGoldrick，1953）也提出，心理健康的个体能够着眼未来、从日常活动中获得满足、接纳社会标准、愿意改正错误、能适应生活变化并拥有稳定的情感。另外，弗洛伊德也常常说，能够爱和工作是心理健康的标志。

马斯洛（Patterson，1974）因提出需求层次理论而为人所知，他通过研究自我实现者的特质而扩展了心理健康的概念。这14种特质包括：对体验持开放态度、对自我和他人的接纳、自主且独立于文化和环境、对他人的深切共情、健康的人际关系、不带敌意的幽默感。伍伯丁（2006）描述了这些自我实现者所具有的特质如何起到目标的作用，满足了选择理论中描述的五大需求。另外，现实疗法实践的一部分内容是教会来访者关于内在控制心理学的原理（Glassar，2007）。因此，在合适的时机，来访者可以学会关于人类需求的 5 个动机层面，治疗师可以帮助他们把这些特质作为理想目标融入自身，并因此消除他们当前的痛苦。来访者会了解到，他们的行为是发自内在的，而不是由外部世界或个人经历强加于身的。

有效或成长的行为

积极的选择或有效的行为标志着健康和有成效的生活方式，相反，退化的行为则会导致心理不健康甚至心理障碍。这些有效的发展行为是满足人类需求和动机的重要方式，包括：生存或自我保存、归属、权力或内在控制、自由或独立、乐趣或享受。当人们选择了这些行为，它们将能替代消极的阶段，并能被整合进入治疗过程，成为通往有成效的生活和幸福的途径。以下是成长性或有效行为的几个阶段。

第 1 阶段：“我将行动。”“我想改善情况。”“我会致力于改变。”

来访者通过清楚或含蓄的陈述显示他们做出更多有效选择的愿意。这个阶段，和它的对立面一样，只是过渡性的。从图 3.1 可以看出，来访者经常口头表达他们致力于改变的程度，或者他们将付出多大精力对生活采取更有效的控制。来访者的这些陈述并不是单独存在的，而是伴随着第 2 阶段出现的积极特征。

第 2 阶段：积极特征

从现实疗法的角度看，行为（behavior）是一个广义的词，包括行动、思维或认知、情绪或情感以及生理。这种对行为的包容的定义显示了思维和情感并不是静态的，而是具有目的性的、充满活力的状态，并且与行动密不可分。健康的行动、情绪和认知的标志涉及做出有效的满足需求的选择，以减少个体的挫败并增加快乐。这并不是说健康的个体从来不会有前面描述的消极特征。即使生活最圆满的人偶尔也会选择不那么有效的行为。不过，对于那些阻断他们满足之路和降低他们绩效的情绪和想法，他们能够对之进行感受和思考。以下的整体行为描述了一些由内产生的特征或标志，它们象征着有效的需求满足或更有成效和建设性的生活：

- 行动（action）：能够满足人类需求的有效选择，并且是既果断又利他的行为。健康的人们会澄清他们所想要的，做出相应的选择，并通过家庭、工作、生活和个人的追求贡献于社会。显而易见，整体行为里的行动部分是治疗过程中的焦点，因为它是较容易改变的。

- 思维（thinking）：理性思维可以真实地反映出认知障碍。伍伯丁（2003）陈述道，

在现实疗法中隐含的一些理性思维方式包括：能够务实地理解哪些是可以控制的，哪些是不能控制的；能够接纳那些不能改变的；知道一个人对自己的行为负有责任。因此，所有的童年创伤必然对一个人的成年期产生有害影响，这样的观点是不被接受的。（p.259）

与选择理论一致而属于有效思维的自我对话包括：（1）"我能够做到，我对自己的生活正在获取更多有效的控制，并且值得这样去做"；（2）"当我生活在合理的界限里，我是最快乐的"；以及（3）"我不能控制他人，但我能控制自己的行为"（Wubbolding，2009a）。格拉瑟（2000a）强调了来访者需要把选择理论的原则融入他们的思维。在处理一位问题严重的来访者时，他谈道："这需要一些时间，但我会教给她，让她知道我们所有人能够控制的是自己当前的行为"（p.32）。

- 情绪（feelings）：行为和思维的改变带来情绪的变化。这些情绪变化包括变得更加耐心、信任、自信、宽容、怜悯、共情、接纳、活跃、热情和希望，它们都是来源于以行动和思维为中心的选择。

- 生理（physiology）：建设性的生活方式最后一个特征是致力于满足一个人的生理需求。过着丰富的生活或有着各种选择的人们了解，适宜的饮食、适当的运动和健康监控可以提高需求的满足度。

因此，所有的人类行为，无论是有效的还是无效的，都包含了这四个组成部分。因为人类对自己的举止或行动有最直接的控制，通常当他们做出以行动为焦点的改变时，将会体验到即刻的情绪、认知和生理上的变化，或者最终会有这样的变化。抑郁的人如果选择锻炼身体，向他人寻求帮助或做任何满足需求的事情，情况就很有可能得到一些改善。

第3阶段：积极习性

有效的心理健康的第三阶段，即积极习性，是大多数人都没有达到或未能获得的。没有积极习性的个体也可能是相当健康的。积极习性是指那些能够促进心理健康、满足人类需求，并能够对生活增加内在控制力的活动（Glassar，1976）。例如跑步和冥想。这些活动是无竞技性的、无强制性的，并在有限的时间进行的常规活动。要想养成积极习性需要一段持久的时间，通常需要12~18个月。这样的行为以及其他的积极习性（准积极习性"活动"），与消极习性是相对立的。积极习性不是自我毁灭性的，相反，能够促进人的心理发展、增加自我价值感和成就感。

象征有效心理健康状态的积极阶段和消极阶段并不互斥。人类可能有时做出有效的选择，有时做出无效的选择。有时候，一些精神病患者也能够选择一些大多数人认为是"理智"的行为。同样，即使是最健康的人，也可能有时做出不健康或无效的选择，如偶尔的抑郁、长期的怨恨、一阵阵的愧疚或羞耻。

此外，当治疗师从选择理论的角度解读人们的行为时，需要考虑人的实足年龄和心理发展状况。治疗师可以就孩子的情况咨询父母，并建议父母花时间和孩子一起，这样可满足父母和孩子对于归属和乐趣的需求。这种天伦之乐的时光满足了双方的需求。最后，从选择理论的角度来讲，个体积极的心理发展状态或者退化至不良的健康状态，都是一系列选择以及从外界所接收的反馈的结果。这些选择是复杂的，并与家庭、社区和文化相互依赖、相互影响

（Wubbolding & Brickell，2001）。

无效或退化的行为

　　心理困扰或精神疾病并不是静止的病理状态。在选择理论看来，退化阶段也是主动的行为，为了满足五大内在基因需求，为了实现快乐。在选择理论的发展过程中，退化阶段曾被认为是导向失败的或不负责任的（Glassar，1972）。但最有用的表述是，退化阶段是一个人为了满足自身的需求而做出的巨大却非常无效的努力（Glassar。2005a，2005b）。格拉瑟（1998）更加共情地说道，

　　为了各种实际的目的，我们选择了所做的一切事情，包括我们所感受到的痛苦。他人并不能使我们痛苦或者使我们快乐。他们所能给予我们的只有信息，而单凭信息本身无法使我们做某事或者有某样感觉。信息进入我们的大脑，然后我们才决定做什么……选择理论使我们认识到我们对生活拥有更多的控制力，比我们意识到的要多得多。（pp.3-4）

　　因此，一个人心理健康的逐步恶化是由内在所产生的行为造成的，最好被看作至少有一定的控制和选择的成分。

第1阶段：放弃

　　这个阶段的行为特征包括无精打采、退缩和冷漠。因为无效的选择或者外在环境，使得满足五大需求的尝试失败或者受挫。伍伯

丁（2003）陈述道："唯一看似合理的替代选择是停止尝试。这个阶段是暂时的，接下来是特征更易辨识的第2阶段"（p258）。

第2阶段：消极特征

在退化过程中，人们会以消极特征表现出不良的心理健康状态。这些行为表示他们没能满足内在的动机或者基因需求。反而，这些由内在而产生的行为导致了更多的挫败、痛苦、不快乐，并经常违背法律、家庭或社会期待。这些特征可描述的行为包括：

- 行动。消极或无效的行动包括从轻微的行为发泄到强迫性的、混乱的和攻击性的反社会选择（比如虐待、自杀或杀人）。对自己或他人有害的行动，与有效行动一样，都可看作是人们做出的选择。行动代表了行为的一部分，而这部分是我们最能直接控制的，并且是来访者和专业治疗师更容易接受的。

- 思维。认知也是一种满足需求的尝试。在长夜漫漫无心睡眠时，一个人经常需要反思心中反复重现的想法。这些重复的想法经常聚焦于问题解决或日常挫败。即使更为困扰的认知也是一种满足需求的尝试。有时它们看似是尝试控制别人，但也可能是自我挫败的，甚至对自己和他人都是伤害性的。从广义上讲，悲观认知中的困扰（disturbance）一词包括从长期的消极主义到严重的精神病性妄想和幻觉。伴随许多无效行动的是这两种自我挫败式的思维——消极思维和疯狂思维。艾利斯和哈伯（Ellis

& Harper，1997）描述了这些思维：（1）我必须做好并让他人认可我的表现，否则我一无是处；（2）其他人必须周到、公平、友善地对待我，特别是以我想让他们的方式好好待我；（3）当我想要某样东西时，我必须得到；而且必须不能遇到我不想要的。 斯毕哥（Spiegler，2008）形容这些非理性的自我表达是绝对的、以偏概全和灾难化的思维。这些非理性的陈述是符合选择理论的，然而选择理论中还有许多其他特征明显的自我对话思维（Wubbolding，2000a），如：（1）"我做不到，我没有力量，我没有价值"；（2）"没人将告诉我要怎么做"；（3）"我能够控制别人"（p.68）。

理想情绪行为疗法（REBT）把思维视为心理困扰的起因，但选择理论把思维看作是伴随行动和情绪而产生的，而不是行动和情绪的起因。准确地说，认知是思考的行为，与行动的行为相一致。例如，一个感觉抑郁的人经常对自己说"生活是无用的""我是无助的"，等等，这些想法使他或她无法行动。这种整体行为是源自内在的需求未被满足。

- 情绪。伍伯丁（2000a，2009a）描述消极情绪包括：从情绪续谱的一端代表轻微的不安到另一端剧烈的且使人无力的抑郁、愤怒、羞耻、内疚、怨恨、报复、暴怒，以及从"过于担心"（Talmo，1990）到恐惧障碍的类似情绪。
- 生理。身体不适者最好通过合适的医疗照顾来治疗。然而，一些身体症状可能是起源于一直以来为了满足需求而采取的无效尝试。这些行为有时"超出了人们根据病史、身体检查或实验室发现所预测的范围，但这些症状并不是有意制造或假装出来的"（DSM-IV-TR，2000，p.490）。对于很多生理症状，"最好的治疗不仅是医疗照顾，而且包括通过心理咨询或治疗帮助来访者做出更好的选择，即选择积极的行为"（Wubbolding，2003，p.258）。选择理论及其实践系统现实疗法都将遵照标准执业相关的伦理守则，比如来访者的问题在咨询师的执业范围之外，则需要进行转介。

"心理学家的伦理守则和行为规范"（美国心理学会，2002）规定，"心理学家在自己的能力范围内提供服务、教导和开展研究"（2.01），而且"当有需要或者专业适宜的情况下，心理学家需要与其他专业人士合作，以有效和适当地为来访者/患者提供服务"（3.09）。

从选择理论的角度来看，所有的行为由四部分组成：行动、思维、情绪和生理。因此，它们被叫做"整体行为"（total behavior）。这里所描述的理论之所以被称为选择理论，是因为它强调了行为是可以选择的。而行动是我们最能控制的，随后是思维、情绪，最后是生理——这是我们最不能直接控制的部分。

第3阶段：消极习性

退化行为或不良心理健康状态的最后一个阶段是消极习性。从选择理论和现实疗法的角度看，消极习性涉及一个人的生理、心理、社交、职业和家庭，而且是长期的、容易复发的，甚至常常是致命的。它的影响渗透至习性形成者生活的方方面面。由此，它们需要各种形式的干预。在应用选择理论和现实疗法对付消极习性时，治疗师会强调来访者在一些领域拥有控制和选择：如生活方式、职业、家庭、人际关系，概括地讲，即如何拥有富有成效的生活。这就可以避免成瘾、复发和康复等引起争议或辩论的议题。消极习性包括对毒品、酒精和其他物质成瘾，也包括对诸如赌博、工作、性、食物、色情信息和网络的成瘾，这些行为都是尝试满足需求而进行的无效行为，也是最后的退化阶段。

退化性无效行为的三个阶段不应被当作是僵硬不变的、彼此互斥的。相反，它们呈现了与满足需求有关的人类行为的逐步恶化。它们是有效行为的另一面而已。

努尔个案回顾

根据以上对心理发展的阐释，努尔发现学院的课程没有满足他的需求。因此，他放弃学习（第1阶段），接着陷入冷漠的情绪之中，并告诉自己"努力是不值得的"（第2阶段）。幸运的是，他并没有走到下一步去药物滥用或形成消极习性（第3阶段）。他发现，比起完成课程所需要的努力，这个失败更让人不满意，他认定成功

可以满足他对权力、成就和归属的需求。于是，他的第一步是"我
会做的"，紧接着是行动性的选择，并有"我能做到"这样的自我
对话。这样一来，他的内在需求得到了满足。而所有这些都是由现
实可行的选择带来的。

人类动机的内在控制：各派理论比较

对于人类行为心理学解释的最初术语是控制理论或控制系统理
论。在其应用于教育和心理学之前，先驱人物包括马可（MacColl，
1946）、韦勒（Wiener，1948，1952）、帕斯科（Pask，1976）和
西尔克斯（Sickles，1976）。格拉瑟认为最有影响的选择理论家是
威廉·鲍尔斯（第2章有提及）。他们年纪相仿，曾几次见面讨论
关于大脑功能的控制论，控制理论如何应用于心理学和教育中，以
及治疗和教学的实践中。在格拉瑟所著《思维驿站》（*Stations of
Mind*）的前言里，鲍尔斯写道：

比尔·格拉瑟发明了一种学习新理论的不同寻常的方法：即写
一本关于这个理论的书。从现在的情况来判断，我想我可以向那些
学术诚实、有精力和耐力完成这个过程的人推荐这种方式。（p.ix）

格拉瑟对控制理论的贡献（1980，1984，1998）在于他使用平
实的语言对其进行阐述、增加和扩展，以及将其应用于心理治疗

（2000a）和教育领域（1990，2000b，2005a，2005b）。最近，他还将这一理论的应用扩展到人际关系领域（2007）。

内在控制

选择理论与其他理论有一些共同的原则。作为一个内在控制系统，其哲学和心理学上的主张是人类的行为源自内在。与大众观点相反，人类并不能"使"他人为其服务，"使"其听命于他。对他人的迫使或威胁，只有在被迫使者愿意遵从的情况下——即满足了下文所描述的需求——才是有效的。当然，一些严厉的惩罚或糟糕的后果，这对很多人来说是具有"劝说"效果的，但这并不是他们主动选择遵从。很多人宁愿选择牺牲自己的性命，也不放弃自己的价值观或信念。

其他一些心理治疗理论也持相同观点，把内在控制当作是基本的原则。如莫萨科学和马尼亚奇（Mosak & Maniacci）所述：

根据阿德勒学派的观点，人们并不是由某种原因所驱动的；即他们并不是由遗传和环境所决定的……人们自己选择目标，找到自己在世界之中的位置，并朝这个方向努力，这能够给他们带来安全感并保持他们的自尊。（p.64）

从阿德勒学派的角度来看内在动机，斯拉维克、斯派瑞和卡尔森（Slavik, Sperry, and Carlson, 2000）曾描述过一种内在动力：即征服人生的挑战。他们谈道"因此，人们的行为就受到这一目标的指引。动机'牵引'着个体：行为因此受终极目标和个体对未来的关切所驱动"（p.250）。

相似地，理性情绪行为疗法（REBT）的创始人阿尔伯特·艾利斯（Albert Ellis）也坚持认为，大多数心理问题和困扰不是由外在因素而是由自我挫败的认知引起的。

无论人们在遗传上有多少缺陷或者经历了怎样的创伤，他们现在为何对逆境反应过激或者没有反应的主要原因是，他们现在有很多教条式的、不理性的和未经审视的信念。他们常常把自己或他人神化或妖魔化。当从经验上审查、逻辑上推论，并显得不符实际的时候，这些想法就会趋于减弱。（Ellis, 2008, p.189）

艾利斯喜欢引用埃皮克提图（Epictetus）的话："人的困扰不是来自某件事物而是来自他们对事物所持的观点。"另一个相关的理论，阿伦·贝克（Aaron Beck）创立的认知治疗，认为人们的心理困扰来自认知。比如，抑郁起源于个体对自己、世界和未来的一种消极看法。抑郁的人感觉无价值、被抛弃以及不能够应付他或她的处境。这种绝望的世界观是处理信息过程中的偏见所引起的。认知治疗师协助来访者改变想法并采取行动处理他们的惰性和衰弱。

如贝克和温莎（Beck & Weishaar，2008）所述，"驳斥消极期待和展示运动能力在康复过程中起到了重要的作用"（p.273）。

根据存在主义心理治疗，最根本的价值是：

栖身于存在核心中最神秘的部分，以及居住在意识最深处的探究精神。引申开来，这种探究的精神存在于所有名副其实的心理治疗方法中。（Mendelowitz & Schneider，2008，p.303）

他们补充道，存在主义治疗师（如罗洛·梅）最关注的是自由和命运。人类注定要在一定限制下的社会和文化之中选择他们的命运。"自由和命运的两极以及其中暗含的挑战，是存在主义心理健康观点中最基础的内容"（Mendelowitz & Schneider，2008，p.30）。在总结存在主义理论时，科里（Corey，2009）谈到存在主义并不包括任何特定的心理治疗实践风格。它代表了一种思考方式，而不是一个单独的学派或有特定技巧的方法。他陈述道，"存在主义取向拒绝关于人性的决定论观点"（p.133）。他接着详细阐述了存在主义的内在控制："存在主义治疗师……强调我们拥有自由，我们可以选择如何理解周围的环境。我们并不是环境的受害者，因为很大程度上讲，我们是我们所选择的结果"（p.133）。

将内在控制作为心理治疗理论的基本原则，这在格式塔治疗中也可找到。杨提夫和雅各布森（Yontef & Jacobs，2008）描述了一种有机体的自我控制：人类学会认同他们的信念、感官、感觉、观察和欲望。当他们意识到他人如何影响自己以及自己如何影响他人时，他们就成长了。

一个人通过认同持续的经历，置身于真实发生的事情，认同和信任真实的感受、欲望，并对自我和他人诚实——意识到什么是真正愿意并能做到的，或者什么是不愿意做的，从而成为一个完整的人。（p.329）

格式塔治疗在理论和实践上都把意识和源自内在的人类行为看作一个整体。佛罗（Frew，2008）进一步强调了人和环境之间持续关系的重要性，从他们的行为开始，人类拥有能力影响他的周围世界。

多重模式治疗（multimodal therapy）是一种建立在社会习得理论、沟通理论和其他各种来源之上的折中系统，包括了人类全部的内在经历如认知、想象、情感、感觉和人际关系。拉扎勒斯（Lazarus，2008）提出了 BASIC I.D. 的公式，并说道，"人类的生活和举动的产生于持续的各种行为、情感过程、感觉、图像、认知、人际关系和生物功能"（p .369）。夏弗（Sharf，2008）在描述多重模式治疗所使用的技巧时说道，多重模式治疗相对大多数治疗法来说使用了更多的联合。很显然地，这些技巧，比如自由联想、意象探索（image exploration）以及阿德勒学派的"仿佛法"（acting as if）技术，这些都包含了一种内在控制的心理学，它强调来访者有能力改变他们的行为和生活的处境。

　　总体说来，选择理论与其他咨询理论共享了一些基本的原则，包括：人类的行为起源于内在，人类所拥有改变自己生活的能力，健康的人际关系的治愈功能，使用多种技术来实践理论，对更好的个人未来的希望。选择理论为心理咨询和心理治疗增加了很多维度，特别是对于人类选择的明确强调，以及对其精湛本质的描述。

人类动机—人类需求：人们为何做他们所做的事

　　选择理论全面地阐释了人类行为，其范围从经常被描述为心理健康、有自制力和自我实现的有效行为到最无效和严重失控的行为（如 DSM-IV-TR 里所描述的行为）。当代批评主义（Sue & Sue, 1999）认为，在欧美文化背景下建立的心理咨询和治疗在文化上是僵化的，与此相反，选择理论注重的是代表各个地方文化的个人和群体的行为。选择理论的实践系统——现实疗法，总结为 WDEP 的首字母缩写，实际上能适用于来自各个民族的个人或团体（Mickel, 2005；Wubbolding, 1989, 1991, 2000a；Wubbolding, Brickell, Imhof, Kim, Lojk, & Al-Rashidi, 2004）。在谈到现实疗法在韩国的应用时，金（Kim）和黄（Hwang, 2006）陈述道：

　　1986年，现实疗法和选择理论被引介至韩国的咨询和商业领域，随后开展了许多研究……它受到各类专业人士的认同，包括咨询师、教育者、心理学家、精神科医师、社工、父母和其他人。（p.25）

引述几个马来西亚语的调查研究，贾斯明·祖索、马哈茂德和莫哈德·伊沙克（Jazimin Jusoh, Mahmud and Mohd Ishak, 2008）提到，"当应用得当时，这些工作证明了来自不同背景的来访者都能够从现实疗法中获益"（p.5）。

因为对人类行为选择性的强调以及对控制理论的重大扩展，格拉瑟重新命名了控制理论的基本原则和发展，称之为"选择理论"，它仍然是一个内在控制系统，因为人类行为产生不是源于外在环境或者文化，也不是源于过去的经历或者父母的教诲。虽然过去的影响会留下痕迹，但是它们却不能废除个体的自由选择。

选择理论建立在这一原则之上，即人类动机是一种"此时此地"的现象。作为一种心理学的解释系统，选择理论假设了产生选择的五大人类需求（Glassar, 1998, 2005a, 2008）。这些需求是基因层面上的，因此也是普遍存在的。它们不受文化、任何种族或是民族的限制，而是驱使所有人类做出行为的动机。（它们分别是生存需求、归属需求、权力需求、自由需要和乐趣需求，下面将逐一介绍。——译者注）

生存或自我保存

下面介绍的心理需求位于大脑皮层，有时被称为"新脑"，因为它是人类历史近期发展起来的。有时它会从"旧脑"所在的自主神经系统（生存和自我保存需求的区域）接收到求助的信号。它能使这个系统去抵抗疾病、饥饿或口渴，去寻求体内平衡以及性满足。所有有感知的生物的特征都通过自我保存的需要驱使有机体去维持生命。然而，人类生活比单纯的自我保存更为复杂。对人类来说，生存这一需求常常不是单独地出现，而是一种与其他需求满足相互依赖的动机。21世纪的人类生存至少需要一些人际互动、成功的努力以及有效的选择。对生活的享受给人带来需求的满足，而且通常是对人有附加的益处。格拉瑟（1998）说道，"正是这些超越生存的附加的终身需求让我们的生活变得如此复杂，也如此不同于动物的需求"（p.33）。

归属、爱和融合

人类天生具有亲近他人和彼此依赖的需求。尽管这种需求的基因起源是假设的，但是归属和其他需求为有效治疗提供了铺垫和路径。在以下两个限制自由和囚禁的例子中，可以发现当事人以建设性的态度有效地满足了归属需要。

弗雷德与波特的联结

荷西（Hirsch，2004）呈现了一个关于人类联结和英雄勇气的故事。弗雷德·切瑞（Fred Cherry）和波特·哈里波顿（Porter Halyburton）是越战的战斗机飞行员，他们在战争中被俘入狱。在将近七年的囚禁中，他们经受了难以形容的心理和身体的折磨。弗雷德·切瑞少校是一名非洲裔美国空军飞行员，从小在受隔离的世界里长大。被敌人击中受伤后，除了本身的疼痛之外，他在敌人那里经受了额外的折磨。美国海军中尉波特·哈里波顿是一位白人，二十世纪四五十年代在南方长大，他成为了弗雷德的室友。他们传奇般的亲近关系挽救了他们两人。波特照顾着弗雷德，因为他的伤口只接受了极其原始的治疗，包括几次手术和不完善的术后治疗。他帮助弗雷德洗澡和锻炼，而弗雷德从心理上支持了他七个月。弗雷德教会了波特关于英雄主义、忠诚和无偏见的世界观。因为他们彼此之间的合作，他们都存活下来了，使得他们在监狱中的余生里有活下去的愿望，不仅只是和家人重逢，还有要再见到彼此并延续他们的友谊。另一位狱友，1968 年被击落的海军飞行员基尔·诺恩顿（Giles Norrington）回忆道，

> 当我到达的时候，波特和弗雷德已经有传奇般的友谊了……他们之间所有的尊重、相互支持和关爱已经成了传说。他们个人和作为团队的故事成为激励大家的源泉。（Hirch，2004，pp.9-10）

正如荷西提道：

> 许多战俘不得不跨越种族、文化或者社会界限，以在如此封闭的囚禁下存活下来。但哈里波顿和切瑞做的不仅只是共同存活——

他们拯救了彼此。他们感谢对方挽救了自己的性命。这种挽救是身体上的，也是情感上的。在这样做时，他们之间的兄弟情谊是任何敌人都无法粉碎的。（p.10）

2004 年 11 月，弗雷德和波特出现在美国有线电视频道（C-SPAN）。他们再次表达了自己还愿意为对方做同样的事。顺便提一句，弗雷德说他从来没有哪一次梦到越南，这表明了现实疗法的一个关键的原则：人际关系可以减轻痛苦，甚至可以减少创伤后压力。

这些例子表明了人们努力满足归属的需求而得以生存。在实践中，现实治疗师把归属当作最显著的需求。无论来访者提出的问题是什么，有效的现实疗法都需要有一个治疗联盟，以此作为协助来访者改善人际关系的基础。伍伯丁（2005）提到，"普通相识、朋友关系和亲密关系得到改善是通向心理健康和高质量生活的康庄大道"（p.44）。

内在控制、权力、成就、自尊和赞誉

第三种人类动机或行为起源，最初被称为权力（power），它涵盖了许多种概念。满足权力的需求并不等同于支配或控制他人。满足这个需求并非是"零和博弈"（zero sum game，指一方得益，另一方必然受损，收益和损失之和永远为"零"。——译者注）。在寻求权力的过程中不需要有赢家或者输家。权力是指个体选择一

些活动以帮助自己获得内在控制感，让他们感觉到生活是由自己主宰的，感觉自己完成了某些事情。例如，病人成功做完手术从医院出院时，会体验到一种内在控制感，感觉自己能够掌控生活。

甚至竞争者也常常感受到，强烈的成就感不仅是因为他们赢了别人，还因为他们向自己和他人展示了他们最高水平的成就。2008年北京奥运会上，黄嘉露（Carol Huynh）为加拿大赢得了第一枚摔跤金牌。霍桑（Hawthorn，2008）描述了黄的一家是如何在1978年从越南逃离到达加拿大的。嘉露的父母在看台上为她流泪和欢呼。无论是嘉露还是她的父母，都从未描述这次成就是为了打败一位对手。相反，他们谈到了成就所需要的自律以及她从教练、家庭得到的支持，还有以及她目前的住所亚伯达省卡尔加里市的人们的支持。她的教练黛比·布劳尔（Debbie Brauer）提到，"亲属关系的力量非常强大。它是一个共同体，不论有什么问题，都能够真正让人团结起来。不在于你所做的是什么，你的肤色是怎样的，而在于你是谁，这才是重要的"（p.7）。

另一方面，在竞争中想要获胜的冲动也能够满足人对权力的需求。在选举中胜出、击败对手以及战胜其他团队的欲望能够产生权力感和成就感。同时，一些人选择通过情感、智力甚至身体上征服或剥削他人以满足自身的需求。满足自己的需求而对他人的需求漠不关心可以很好地解释反社会甚至轴二（Axis-II，指DSM-IV中的人格障碍和心理发育迟滞。——译者注）里出现的行为，这常常成为人类不能通过适宜的方式满足归属的替代方式。

人类想要这样的自我感知——能够到达或完成某些事，能够自豪，有地位以及成为重要人物。大多数情况下，他们用积极的、有效的或健康的方式寻求这些内在满足。但是，他们有时也试图通过自我毁灭或者对他人有害的方式满足这些需求。在讨论如何将选择理论应用于青少年罪犯以及他们对赞誉的需求时，迈尔斯和杰克逊（Myers & Jackson，2002）谈道：

> 青少年已经得到了最好的教训，但他们没有得到完成任务的表扬，他们没有得到所爱和尊重的人的认可，他们没有因为做好某件事而得到奖励。而且，他们所得到的关心或友好的方式不适当。当青少年干得好时，要让他们知道。（p.199）

很多人尝试通过滥用药物的方式满足自己的需求，特别是满足地位和身份的需求，这能制造满足需求的假象。他们获得暂时主宰自己生活的假象，但是他们欺骗了自己。当这些幻觉退散后，权力感或成就感就会瓦解，往往会导致一种加深的无力感。

自由、独立和自主

第四种人类动机激发人们寻求选择，从各种可能性当中挑选以及做出具体的选择。根据不同的文化和经历，人类通过各种方式寻求不同程度的独立和自主——有时是改善生活品质的方式，有时是伤害自己或他人的方式。现实疗法实践的首要目标是要寻找令人满意的选择。和其他需求一样，外部世界对人类选择造成自然或环境上的限制。然而，现实治疗师需要避免掉入陷阱去认同来访者常说的限制，即"我没有选择。"如格拉瑟（1998）所说："我们总会有一个选择。"

维克多·弗兰克尔（1984）将意义治疗建立在这一原则之上，即不管处境有多么困难，人们总有选择。在他三年的奥斯维辛集中营经历里，他相信自己有选择——并不是行动上的选择，而是他可以选择如何看待集中营悲惨的环境。卡尔·罗杰斯（Carl Rogers）时常谈到一个假想的囚禁者：在他孤独的监禁中用摩斯电码敲打监狱的墙："有人吗？"他不断重复这唯一的选择，多年后当他听到有声音回答："有人，我在墙的另一面。"这个人肯定会体验到一种强烈的解脱感，甚至是愉快。

人们通过各种方式表达和满足自由的需求。有些人对自由有极大的需求，好像不能容忍较多的限制或者结构；有些人则在遵守某些可预见的规则时感到自由。当在培训过程中问到学员："对你的工作，你喜欢它什么？"很多人回答"我们知道自己工作可以期待什么"；有些人则回答"没有哪两天的工作是一样的。"很显然，有些人喜欢享受最大限度的多样性，而有些人则满足于更有组织的工作环境。

乐趣和欢乐

亚里士多德(Aristotle)把人定义为爱笑的生物——人能够欢笑。选择理论包含一个基本原则：人们天生有一种需要或动机驱使但并不强迫自己的行为去获得乐趣或至少一些享受。从出生到死亡，人类都在寻求各种方式去获得舒适或享受周围的环境。而且，格拉瑟（1998）将学习与乐趣需求联系起来：

> 我们是唯一以玩耍和学习贯穿一生的陆地生物。哪天我们停止了玩耍，那也就停止了学习。相爱的人们能从彼此身上学到很多，也常常欢笑不已。当有人和婴儿躲猫猫，他们会发出人生首次的笑。我相信他们笑，是因为这个游戏教会他们很有用的东西。他们学习到，我是我，而你是你。（p.41）

伍伯丁（2000a）说，"区别自己和他人的发展任务涉及内心深处对乐趣的需求"（p.16）。享乐促进了其他发展性任务。无论青少年还是成年人，年轻人还是老年人，都通过限制他们对生活问题的思考和行动，转而注意令人愉快的事情，以此寻求调整自己。治疗师应用选择理论时一个主要的任务，就是帮助来访者做出积极的且常常是令人愉快的选择来获得内心的快乐。

伍伯丁（2000a，2000b）提到，为夫妻和家庭提供心理咨询时，有效的现实疗法咨询师协助他们一起为享受制订计划的乐趣。他还提到，"如果他们已经拥有很高的亲密程度，他们一定花了时间向彼此学习。治疗师可以使用现实疗法帮助来访者一起制造乐趣，做一些令人快乐的活动，自嘲以及对别人的错误会心一笑。喜剧演员维克多·博基（Victor Borge）说过，"两个人之间最短的距离就是欢笑"（Wubbolding，2000a，p.16）。

乍一看，乐趣在心理健康里的角色可能是浅薄或肤浅的。与治疗师讨论来访者生活中的乐趣，看起来也许像是在故意回避更深的议题。然而，事实则相反，讨论积极的心理健康为严重或轻微的障碍提供了另一种选择。比如，恶劣心境障碍的诊断标准包括精力不足或疲乏，感到无助。在选择理论看来，这是因为人们没有有效地满足他们对乐趣的需求。

在治疗过程中，询问来访者关于他们的乐趣需求是一种很有用的开端。为阻抗的青少年提供咨询时，现实治疗师通常会让他们"描述一件上一次你做的很快乐的但没有惹麻烦的事情；或者是一件即使父母、老师或警察看到你在做，但不会惹上麻烦的事情。"这个方法和埃里克森格言（Erickson axiom）不谋而合，即"问题和解决方案之间不是直接相关的。"与来访者讨论乐趣，向我们展示了现实理论如何被当作一种心理健康系统，而不仅只是治疗心理障碍的系统。有时解决方案和问题关系并不大。

人对灵性、信仰、意义或目标有需求吗

斯托布和皮尔曼（Staub & Pearlman，2002）描述了人对灵性的需求——超越自我。他们认为人们到了晚年这种需求会变得更加重要，

但满足这种需求的准备工作是贯穿一生的，我们可以通过灵性的体验，或者和上帝或其他灵性载体之间的连接来实现它……我们在自己生活中创造更高的、更普遍的意义来实现它。（p.1）

在回顾关于人类需求的文献时，力特瓦克（Litwack，2007）说：

如果我们研究人类历史，就很难忽视灵性的力量。无论是把它称作某一种正式的宗教、人文主义，或者是对自然的一种信念，整个人类历史上，人们似乎都有一种相信其他事物（更高的、不同的）的需求，而不仅仅是相信人类自己。（p.30）

弗兰克尔的意义治疗（1984）强调人的决定和选择，并视它们为理论基石。他也同样强调，要把意义和目标作为治疗甚至是日常生活的基本原则。弗兰克尔认为他的目标感、意义感和信念正是自己在奥斯维辛能够存活下来的原因。他更进一步描述，相比起身体的力量来说，被监禁的人能存活下来更多是因为有目标和意义的需求。

现实疗法实践已经使用灵性方面来帮助来访者加深他们对神圣事物的信念，让他们去过一种具有灵性的生活，聚焦于那些自己之外，比自己更伟大的事物（Carleton，1994；Linnernberg，1997；Tabata，1999；Wubbolding，1992）。很多来访者认为他们的问题与灵性以及道德有关（Mickel & Liddie-Hamilton，1996）。在谈到家庭治疗的时候，麦克和霍尔（Mickle & Hall，2006）认为家庭生活中所展现出来的爱是整体的和灵性层面的。他们坚称爱是超越身体和心理世界的，是永恒持久的。

威廉·格拉瑟所陈述的选择理论把信仰和灵性作为人类主动选择的满足需求的行为。另一方面，他把信仰当作一种需求，却又不包含在他的公式之中。他强调说任何教授选择理论的人可以随意扩展五大基本需求的范围，但应该说明这些需求是在最初的理论之外新增的（Glasser，2008）。

需求的特征

选择理论中的需求系统是一种内在动机系统。人类受动机驱动而产生行为，并根据内在资源做出选择。他们并不是被迫这样做，他们的行为也不是由童年经历、文化、环境或外在奖励所决定的。需求是一种驱动器，使我们产生行动、认知、情感甚至生理，而它们有着一些共同的特征。

1. 大体性：这些需求是普遍的而不是特定的。比如，人们有对归属的需求而不是对具体某个人有需求。人都有对乐趣的需求但不是都对高尔夫有需求。

2. 普遍性：人的需求可以适用于所有的人。这个"一概而论"的说法，尽管没有经过实证验证，或许也无法验证，但它认为选择理论的动机系统是适用于多元文化的，是一种适用所有种族和民族群体的力量。

3. 中立性：虽然一些人试图通过伤害或者利用他人来满足自己的需求，但动机系统里的内容只不过是以满足需求驱动的行为，并无适宜或不适宜之分。

4. 强度各异：有人对归属有很大的需求，并且经常以有效的方式满足它；而有人则试图通过迎合自己的方式来获得满足，以至于剥削了他人。有人对自由需求很大，而有人则需要更多的秩序和规则。

5. 平衡性：良好的心理健康状态涉及各种需求之间的平衡。即使某一需求占主导地位，一个功能良好的人也不会完全忽视其他需求。比如，虽然归属的需求很重要，但一位隐士却需要人们离他远些！

6. 相互冲突性：满足需求常常意味着一种行为不只满足一种需求。朋友们在一起享受乐趣，需求也可能相冲突。比如，满足自由需求的动机可能会与满足归属需求的动机相冲突。

7. 人际冲突：任何一位家庭治疗师都明显知道，父母和孩子们会彼此争论、指责、批评，并出现一大堆有害的行为。当一个人的需求阻止了另一个人满足需求时，这些行为就会产生。

8. 满足的即时性：个体寻求生存，掌控自己的生活，有意识或者无意识地满足其他的需求，是一个连续的过程。因此，人们会习惯式地做出行为以发展人际关系，选择或者寻找乐趣。

9. 重叠性：各种需求并不是单独存在的。相反，满足一个需求经常也满足了另一个需求。高尔夫球手打球进洞的时候同时满足了对权力和乐趣的需求，然后告诉别人这一事件又能满足归属和其他各种需求，从而增加了新的需求满足。

10. 不可否认性：需求是人类动机不屈不挠的、终极的源头。它是人类行为背后的基本原理。

11. 现时性：健康有效的生活源于此刻的动机，而不是由过去经历造成的。

12. 某种等级性：生存和自我保存优先于心理需求的满足。然而，也有一些人通过自杀毁掉自己生活而获得权力感。同时，满足归属的需求能够弥补因能力不足而未被满足的其他需求。格拉瑟（2003，2005a）在强调归属需求的重要性时，教导说人际关系功能失调是很多精神问题的根源。

　　总体说来，人类需求系统是行为的终极源头，也是选择理论的核心。现实疗法的应用包括了评估来访者如何满足以及希望如何满足他们的五大需求。这个评估程序背后的基本原理是：假设人类选择是带有目的性的——满足自己与五大需求相关的当前内心愿望。而治疗的过程包括：帮助来访者审视他们的行为、评估行为的有效性，并为未来计划出更有效的行为。

具体动机：愿望世界或优质世界以及平衡

　　从婴儿时代开始，我们就与周围世界开始互动，有着各种愉悦或不愉悦的体验。当我们体验到这些与之互动的具体环境是令人愉悦的或者使需求得到了满足，它们就成为格拉瑟所说的优质世界（ *quality world* ）或愿望世界。在此，优质是指个体非常想要的事物之性质，是符合个人价值观的。无论文化的影响如何，所有人类都会产生幻想或愿望。而具体的愿望是个体想要的、满意的和满足需求的画面，它们受到家庭和文化影响的限制。比如婴儿在家庭中很快学习到，哭可以让大人注意到他们身体和心理舒适的需求。他们还意识到，笑可以帮助他们与家人、邻居以及其他喜欢的人发展出满意的关系。随着孩子的成长，他们与父母、老师产生互动并拥有满意的经验，他们把权威人物的期待（作为自己想要的）加入到优质世界中。相反，如果他们的体验是不愉快的或痛苦的（即不能满足需求），他们就不倾向于把相关的经验放入优质世界中。显而易见，优质世界的内容和具体的愿望会因文化不同而存在差异。出生在津巴布韦哈拉雷的人们和出生在韩国首尔、法国卢瓦尔山谷的人们有着各自相应的优质世界，其中有着不同的愿望或幻想。

愿望世界或优质世界

优质世界里的愿望包括人物、地方、想法、珍贵的事物和信念。终其一生，这个优质世界都在不断变化着。人类发展的每个阶段都有一个变化的故事情节。青少年的优质世界——满足五大需求的具体愿望，与中年人或是老年人的优质世界是截然不同的。

这个内在世界被称作优质（quality），是因为人类预想这个世界的内容是高质量的、有价值的且重要的。格拉瑟（2003）这样描述优质世界的这一功能：

我们的优质世界为我们的生活设立了标准。我们出生后不久就开始在记忆里构建小小的、虚拟的世界。当我们两岁时，它已经装满了满足需求的各种信息，这些信息大多是以图片的形式储存的，并且在一生中不断调整和更新。（p.145）

我们各种的愿望就如同心理相册，显示了我们时时刻刻需要的是什么，以及我们试图如何回应感官所接收的信息（Glasser, 1984, 1998）。

　　具体性是优质世界的基础。需求是大致性的，而每个人的愿望则是具体的和独特的。伍伯丁（2000a）说道：

　　获得权力的具体途径包括从保持合宜体重到保持较高的政治职位或是掌权金融帝国。地产大亨唐纳德·查普（Donald Trump）心中满足的生活和修女特蕾莎（Mother Theresa）晚年对满足生活的想法截然不同。对某些人来说，满足就是朝九晚五的工作常规，有明确的指南和常规的职责。这样的人们可以免受一个孤独的企业家所感受到的不确定性和模糊性。另一方面，对于那些对自由持不同看法的人来说，一份日程安排表可能就显得太过限制了。相似地，每个人对于乐趣的看法也不同。有人觉得跳伞很有乐趣，有人则觉得在荧幕上观看跳伞也害怕，而认为休闲的散步倒是一件令人高兴的事。有人喜欢踢职业足球，而不喜欢的人则认为这些运动索然无味——就像把浴缸装满水，在里面坐半个小时，然后拔掉塞子，击打水流。（p.18）

　　优质世界里的画面是具体的、变化的和发展的。此外，优质世界的一个特征是，这里的愿望具有现实性也有不现实性。人类也经常寻求一个无法达到的目标。那些青少年想要大人"不要管我"，而家长却想要控制自己的孩子。即使是身体健康每况愈下，住在看护室里的人还是坚持"我想要回家"。治疗师的工作是协助来访者理清一些现实可行的愿望。愿望可能是暧昧的或模糊不清的，有经验的现实治疗师会协助来访者清楚地定义他们想从周围世界得到什么。

治疗师的另一个任务是帮助来访者对他们的愿望排出优先次序，特别是那些分不清重要或次要愿望、短期或长期愿望的来访者。正如伍伯丁（2000a）所说，"成瘾康复的一个主要发展性任务就是使成瘾者及其家庭成员都认识到，成瘾者的某些愿望若延迟一点满足会更合适"（p.19）。现实治疗师会帮助正在康复的来访者评估自我对话的有效性，如"当我想要某样东西时，我就想要得到它，而且是现在就要得到。"他们如果能够意识到有些愿望是不现实的、是不合理的，而有些愿望对康复和人际关系是有帮助的，这将对他们极有助益。

即使优质世界里的画面或愿望是具体的，它们也可能有些模糊不清。治疗过程的一个主要部分就是帮助来访者澄清不明确的目标和希望，也即他们的愿望。叛逆的青少年想要独立并且"不被人管"，当要求他们更具体地描述"不被人管"的本质时，他们又常常显得有点不知所措。治疗师要求一个详细的澄清，帮助来访者准确地描述"如果别人不管你，会是什么样的情景？""如果没人监督你，接下来几天你会做什么？""如果有人花3个小时观察你在没人管的时间里出现的行为，他们将看到什么？"我们对待强迫性的来访者也可以用类似的方式。这样的来访者希望摆脱痛苦的重复行为或想法，但还未理清一个积极的愿望以有效地驱使自己做出选择。摆脱痛苦或是苦难并不会形成持久或者有效的动力。因此，治疗师通过巧妙地询问一些问题来协助来访者，可以形成更积极的关于愿望行为的画面。这些问题包括："如果你可以把那些扰人的想法和重复的行为放在一边，今天下午或晚上你会做出哪些不一样的事情？""如果你能摆脱那些痛苦的想法，你的脑中会出现哪些令你愉快的想法？"举个例子，抑郁的人会经常被黑暗和无助的感觉包围，如果治疗师帮助他们重构这些感觉，使其从衰弱的情绪转向清楚的、有效的愿望，治疗师会问："你想感受到快乐，变得更乐观吗？""如果你的感觉能够稍微好点，你会做什么？"再如，家庭治疗师会协助家庭成员澄清他们常见的、个人的甚至是矛盾的愿望。家庭成员们若是能够花费足够的努力来理清他们的愿望并寻求他们的共同之处，他们就更可能化解差异，家庭功能也会调整得更好。在家庭治疗中，治疗师的责任重之又重。

优质世界，其中包含了许多与基因需求相关的具体愿望，它们是动机的第二源头。它构成了我们想要生活于其中的美丽世界，这个世界经常需要澄清、自我评估、理清优先次序，并与信任的朋友、同事、家庭成员或治疗师进行讨论。

平　衡

优质世界包含了一系列与需求相关的具体愿望。当一个人认为自己的某个愿望得到了满足，就好似心理的天平处于平衡状态。然而，当人们没有满足自己的心理画面时，在想要和得到之间就出现了裂缝。这就好像一个不平衡的天平，而且根据愿望的强烈程度，人类会体验到或轻微或强烈的挫败感。比如，一个婴儿想要舒适却体验到不舒服，这种失衡会带来挫败感，或者更准确地说，它产生了一个挫败的信号。再如，父母想要孩子学业成功，若孩子学业失败，他们也会体验到严重的天平失衡。一个求爱遭到拒绝的人，也可能会经历长期的失衡状态。一个人想要一段关系却求之不得，而且再也不能重拾，结果会是持续的挫败、无助，归属需求没有得到满足。

心理失衡本身并无好与坏、适当或不适当、协调或不协调之分。然而，它却发出了信号——更准确地讲，发出了挫败的信号——如图 3.2 锯齿状的箭头所示。失衡是引发问题解决的扳机，引发针对外在世界而采取的目的行为。从操作层面来看，现实治疗师把行为（特别是行动）当作一种选择。

因为强调行为是一种选择，现实疗法实践背后的理论基础也被称作选择理论（格拉瑟，1998）。现实疗法的基本目标之一就是帮助来访者做出更有效的选择，把行为当作一种选择并不是说人类对行为系统里的每一个部分都有完全的控制。从实践层面上来说，可以应用"好似"（as if）的原则（大概是指人对其行为好似是有控制的。——译者注）。即使来访者迟迟不肯承认他们有任何控制行为的力量，行为也可以被当作一种选择。现实疗法实践的一部分任务就是帮助来访者认识到，他们对其行为（比以前所认为的）拥有更多的控制，即使不是完全的控制。

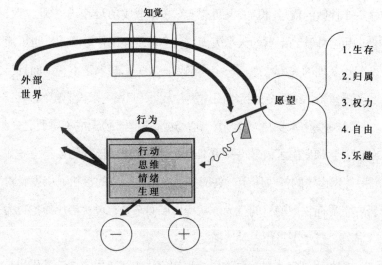

图 3.2　选择疗法：动力系统

人类的行为起源于五大需求。随着人类的发展，每一个需求发展出具体而独特的愿望。它们和记忆一起被存储在知觉世界里。人知觉到了自己已有的和想要的之间的差距，就会选择有目的的行为并指向他们的周围世界。目的是为了获得与知觉相符的现实。而这些知觉又要经过 3 个水平的过滤器被过滤。
摘自威廉·格拉瑟的《脑的运作》（*How the Brain Works*），2005，查特沃兹（Chatsworth），CA：威廉·格拉瑟学院。版权归威廉·格拉瑟学院所有（2005）。使用得到许可。

整体行为系统

从选择理论的角度看，正如前面所讨论的，整体行为包括四个部分：行动、思维或认知、情绪或情感以及生理。图3.2显示了行为"提箱"的另一个特征：即整体行为的四个部分不可分割，里面包括了四个层面或单元。行为被比作一个拥有四个层面或模块的"提箱"。与提箱的行动层面相连的把手，显示了行为具有明显的选择性。比起行为系统的其他部分，人类能够更加有效地控制行动。因此，从生理到行动，选择的效力是逐渐增加的。正如12步骤项目（按照12个步骤来干预某种问题的方法，比如戒酒。——译者注）所教导的，"比起从思考到产生新的行动方式，从采取行动到新的思考方式更容易。"对行为的概念化涵盖思维和情绪，使行为的定义多了一层含义。从传统来看，行为和行动是近义词，但为了表达各个部分彼此独立且能动的本质，格拉瑟便提出了"整体行为"这一名称，把行动、认知、情感和生理当作一个整体。

为了进一步阐释行动的能动本质，将整体行为的各个部分描述为动态而不是静态的，这样会更有帮助。因此，我们形容一个人"正在抑郁"，而不是抑郁的；"正在生气"，而不是生气的；"正在感觉羞耻"，而不是羞耻的。选择这个词可以让来访者把情绪看作可控的而不是无法掌控的。夏弗（Sharf, 2008）准确地观察到，"格拉瑟相信当人们说'我正在选择抑郁'而不是'我抑郁了'，他们会更少地选择抑郁，因此也就更少地感到抑郁"（p.378）。

在整个治疗过程中，现实治疗师都会协助来访者改变他们的行动以及思维。他们共情、细心和谨慎地使用以上描述的原则。临床经验显示，突兀和直接地教导来访者——"选择你的行为"，这并不能帮助来访者。正如所有的治疗理论和方法一样，适时地干预都是建立在牢固的治疗联盟之上，而这对于来访者下决心改变行为并最终提升心理健康是最核心的。

另一个关于整体行为且可以来教给来访者、家长或在校学生的比喻是现实疗法轿车。图 3.3 展示了人类的整体行为和动机系统。前轮代表行动和思维，后轮则为情绪和生理。当驾驶汽车时，司机对前轮有更多的控制；当前轮转动时，整个车身也跟着移动。需求好比为车子提供了驱动力，而愿望则提供了具体方向。当车子正常行驶时，每个组成部分都是系统整体的一部分。比如，虽然司机对后轮的直接控制更少，但它们却经常指示系统是否被扰乱。身体疼痛告诉我们出现了问题，而情绪上的痛苦如"正在抑郁""正在生气""正在焦虑""正在恐慌""正在恐惧""正在强迫"和"正在妄想"都是发给汽车司机的信号，告诉他车子出现了问题，需要采取行动。从心理的角度讲，将要采取的行动便是改变整体方向、具体行动（前轮）或者改变愿望。

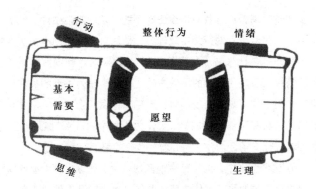

图 3.3 整体行为

个案示例

　　李，一位 38 岁的男性，由我的同事转介而来，因为相恋六年的
女友在七个月前跟他分手，故而寻求治疗。李发现自己睡眠不好、食
欲消退，他只吃一些"慰藉食物"（如糕点、甜食和淀粉类食品）。
另外，他还遭受头痛、后背疼痛和慢性胃痛。他的情绪状态很差，时
而"闷闷不乐"，时而因女友离去而不停自责。他害怕面对朋友和邻
居，因为他感到尴尬和羞耻。他每天花几小时问自己："为什么要发
生在我身上？""我哪里做错了？""为什么她不喜欢我却不早一点
告诉我？""难道有第三者？""我能做些什么让她回心转意？""什
么都不管用。"他花数小时看电视却不知道节目在演些什么。周末他
会一个人坐在房间里，拉上窗帘，徒劳地等着她的电话。他承认自己
喝太多酒以至于影响到工作表现。经理和他谈了几次关于工作效率的
事，并告知他如果要继续上班的话，必须有所改变。
　　从这个例子里，我们可以很清楚地看到李的行为提箱。他的生理
方面需要一次医疗评估。他的情绪也发出信号——他的生活将要失控。

沉浸在重复消极的自我对话里使他不能有效地掌控生活。然而，最重要的是，相对于其他行为组成部分，他对自己的行动有更多控制。用行为轿车的类比来看（参照图3.3），现实治疗师观察到后轮，即生理和情绪，表明了明显的不健康的生活。李正为关系的丧失而"抑郁着"，为工作"焦虑着"，为自己犯的错误"生气着"，并且为自己看错了前女友而"羞耻和尴尬着"，为想象中的对手"嫉妒着"，他"正害怕着"社交场合，并"担心着"自己的酗酒行为。

在这个个案中，治疗师有很多切入点。处理生理方面的问题时，可以建议李去做医疗评估或精神评估，以决定是否需要服药。现实治疗师不会把情绪当作李的行动的源头，而认为情绪是伴随行动而生的。治疗过程聚焦在他的行为系统轿车的前轮，而治疗目标是协助他改变行动以及他的自我对话。这个个案将在下一章现实疗法过程部分进一步讨论。

行为的目的

与阿德勒理论和实践（Carlson & Englar-Carlson，2008）相似的是，选择理论也涉及一个原则，即行为是有目的或是趋向某个目标的。如图3.2的两个箭头所示，人类行为的双重目的是影响外部世界并与之互动。

影响外部世界

人类选择自己的行动，然后潜移默化地改变整体行为的其他部分，首要目的是塑造和调整他们的环境以满足需求。如果用提箱的例子，就是我们抓着把手，提着箱子朝某个目的地行进。而轿车的比喻则意味着车子是朝某个方向有目的地行驶。对愿望或欲望进行定义并澄清它们，是一个人提升心理健康的关键。如果来访者尚未明确自己的愿望，他们的行为看起来就会是随意的和迷惑的。这样，迷失方向的行为轿车就会一路颠簸。

例如，一个心理健康的人想寻求发展一段关系，会关爱和支持对方的行为，并尊重地参与或不参与对方的决定。而一个选择无效行为的人则会采取诸如自我中心、自恋、依赖甚至敌对的行为。

其次，行为的目的是向我们所处的周围世界发送信息或信号。人类行为时常有意或无意地传递着信息。观察他人行为的人们接收到被观察者的信息，不仅是行为方面，还有他们的愿望、知觉和被满足或未被满足的需求。行动和生理提供了实质性和细节性的信息，伴随着这两个具体行为的认知和情感也传递着信息。精神状态良好的人们会在他们的愿望和行为之间（作为一个互动系统）至少显示出一定程度的和谐与协调。寻求良好关系的人们行为提箱里是坚定、举止适宜和考虑周到的行为沟通"工具"。而一个选择无效行为的人则会采用提箱里产生反作用的沟通方法，例如，一个希望别人"别管他"的青少年，所采取的行为往往会传递出一种相反的信息，这个信息反倒使大人对他实施更多的限制。

行为的双重目的强调了治疗师需要努力协助来访者理清他们模糊的愿望画面、描述他们的行为，并从个人和社会的角度对这些行为的有效性和合适性进行大胆的自我评估，并制订之后的有效计划。

比如，叛逆的青少年可以理清到底"别管我"以及"别跟在后面告诉我要做什么"意味着什么。他们需要说清楚自己的目标或愿望和行为之间的确切联系是什么。治疗师可以询问他们，周围的人是否接收到了他们所期待的信息，以及那些敌对的行为是增加还是减少了他们的个人自由。这些自我评估的问题之后便是制订现实可行的计划。换句话说，治疗师通过练习现实疗法的 WDEP 系统来实施选择理论，即探索来访者的愿望、行动（整体行为）、自我评估以及计划。

知觉系统

人类产生行为，一般是因为从他们的外部世界获得了输入信息。外部环境所提供的信息被存储在知觉系统里面，它被分为两部分：知觉世界和知觉层次。

知觉世界

就像档案柜一样，知觉世界里装满了记忆、当前观点以及我们的世界观，这个知觉世界把知觉分为愉悦的（或积极的）、痛苦的（或消极的）以及中性的。例如，我们对童年的记忆会唤起快乐也可能会引发痛苦。对人物、地点、事物、想法和其他信息的某些当前知觉被视为满足需求的，而某些信息则被视为对优质世界和需求系统的侵犯。有时治疗师的目标就是帮助来访者改变痛苦的知觉，使其痛苦减少甚至变为中性的。

知觉层次

正如图 3.2 所示，来自外界的信息会经过若干过滤器（或知觉层次），然后被我们接受。格拉瑟（1984，2005b）假设知觉系统有两个层次。较低层次的知觉就如一块透镜或屏幕，它允许信息进入知觉世界并对其简单命名。此时人们看见信息却不加以判断。当某人进入房间看见一张椅子，信息仅被归类为椅子，而对椅子的价值并无判断。这个过滤器有好几个名字：识别过滤器、低层次的知觉过滤器或总体认识过滤器；在这一知觉层次，我们仅仅是认识和辨别这个世界（Glasser，2005b）。

知觉的第二个层次被称为评价或高层次的知觉过滤器，它会对输入的信息进行价值评估。当信息通过低层次的过滤器后，其价值就会被评估：积极的、消极的或中性的。比如，某人看到一张椅子已经在家族里流传几代了，他就会对这个珍贵的传家宝赋予积极的价值。然而，如果某人去拜访州监狱时看到了一张电椅。他会认为这张椅子是没人想要的，或者具有很高的消极价值。

后来，伍伯丁（2000a，2009a）又增加了知觉的第三个层次——关系过滤器或中级层次的知觉。在这个层次上，对输入的信息做出积极或消极的价值评估前，我们会先把这些把信息联系起来。爱尔兰威廉·格拉瑟学院的肯·里昂（Ken Lyons）提供的谜题说明了为选择理论增添第三层次的必要性：一位内科医生受邀参加一个草坪派对。主人给她倒了一小杯饮料后，她的电话突然响了——医院有急诊。她飞快地喝下饮料后，迅速赶到医院进行了几个小时的医疗救护。当她回到派对现场时，却发现客人们都躺在地上死了。因为她是一位技术娴熟且经验丰富的内科医生，所以她立刻判定这些客人是中毒了。

问题：为什么她没中毒？答案：毒药在冰块里（不在水里）。

这个谜题包含了所有事实。这位内科医生不仅发现了尸体（低层次的知觉），而且从高层次的知觉观察尸体，为这个事件赋予了消极的评价。另外，因为她敏锐的中级层次的知觉，她看到了死亡与其原因之间的联系。很明显，人们不仅对接收的信息贴标签，对其赋予评价，还能看到事件、行动、想法、数据和物品之间的各种联系。

这个谜题也说明了选择理论的另一个基本的原则：行为控制人的知觉。储存在行为提箱里的各种行为累积构成了人的经验。比如说，某人与一个朋友有着愉快的经验，他最终会将其视为一位知己。行为或体验控制知觉的原则包含了社会学和文化的含义。对于那些与我们有所差异的人们，交往经验影响并控制着我们对其的知觉。对于相异种族、年龄和性别的人们，愉快或需求满足的经验会引起我们积极的态度或知觉，而痛苦的经验则会引起消极的态度或知觉。

家庭治疗师对这一原则的治疗应用主要是帮助家庭成员在一起共度快乐时光。这个共享的时光会使他们创造并存储需求满足的知觉，因此将家庭成员团结在一起。然后，他们能以更积极的态度去看待彼此，并更倾向于把其他的家庭成员纳入自己的优质世界。

知觉的功能

心理学的观点认为知觉创造现实，但并不否认客观现实。对有些人来说，坚硬的床板能够缓解背疼；而另一些人则选择柔软的床垫。问题来了："到底哪个更好？软的还是硬的？"答案是："你更喜欢哪一个？"有人觉得春天更令人愉快，而有人觉得秋天更令人舒适。每位老师都会发现这些问题的答案是矛盾的。"这个房间舒服吗？太冷还是太热？""你更喜欢讲座还是小组讨论？""你对你的成绩为 C 满意与否？"一个本地新闻记者采访了一位卡车司机，他的卡车身上写着："祈求下雪！"这位大卡车司机告诉记者："在冬天没有什么能够替代烂泥。有人看到烂泥，我们则看到利润。"

一个裁判能创造现实。20 世纪 20 年代，有一个关于比尔·克林的故事，他是一位国家棒球联盟裁判，因为在喊投球和击球前停顿很长时间而著名。有一场比赛几次击球过后，一位没耐心的投球手对他大喊说："是投球还是击球？"这位裁判回答道："在我喊之前什么都不是！"人的知觉就是裁判，它是一位仲裁者。当然，这并不否认知觉也可能被证明是错误的。录像经常表明棒球裁判的判断存在失误。然而，不管教练和球迷的反对意见是什么，裁判的最终判断缔造了现实。

另外，知觉能创造内在现实。伍伯丁（2000a）谈到了他在日本培训时的一件事情：

　　我见证了一位叫由纪纳萨达（Yoki Nasada）的学员展示了知觉如何创造内在现实。她让 10 个人闭上眼睛并伸出手臂，掌心向上。她说道："在你的右手有一部很厚的电话本。它很沉，非常沉。你举着这电话本，感觉越来越沉。而你的左手绑着 5 个气球，比空气还轻。气球如此之轻以至于它们仿佛在空中飘得越来越高。"她继续这样的话语差不多有 2 分钟。当我们一睁眼，就发现了假想拿着电话本的那只手比开始的时候更低了，而拿气球的那只手则明显高了。我个人反馈说，我感到拿电话本的那只手不由自主地感到更沉并往下沉，就好像手上有重物一样。也就是说，我们的大脑选择知觉某一体验，并且我们的知觉创造了现实。（p.24）

　　行为作为一种有目的和互动系统，总在尝试去塑造我们的周围世界，以便我们能够获得与愿望相符合的特定知觉。人类想要知觉到与某个人拥有一种关系，想要彼此喜欢，以满足归属的需求。我们寻求满意的工作以满足权力的需求。对幽默的知觉可满足对乐趣的需求。甚至一个放松的周末可以满足我们对自由的需求。毒品的隐患在于人们能够从中得到一种满足其优质世界的知觉，并且还不费什么力气。有时，人们寻求令人满意的知觉并保持这些知觉到了屏蔽输入信息的地步。比如，父母不想听到他们的孩子在做他们青少年时做的事情。很多人也宁愿看不到折磨或战争的恐怖景象以及暴力影片。

个案示例

从最初的精神病医院到矫正机构，现实疗法已经应用于各种文化背景之下。现实疗法的培训机构也遍布许多国家，在那里，本地的心理学家、咨询师和社工都应用 WDEP 的原则来帮助各类来访者。在北美，专业的治疗师会接收具有不同种族、信仰、民族、性倾向或年龄的来访者。

以下的案例展示了在治疗师和来访者的背景有很大差异时如何运用现实疗法。卡门，23 岁，美国人，她的父母一辈从墨西哥移民而来。她因与毒品相关的犯罪（包括抢劫）在监狱服刑 3 年，最近刚刚从监狱被释放出来。在她服刑期间，她完成了普通教育发展课程并获得了高中同等学历证书。她一释放，就被送进了一所女性收留中心。她曾有一段时期卷入黑帮，15 岁时因为严重的反社会行为触犯法律。现在她被法庭指定接收心理治疗。

她打算和母亲住一起，她母亲是社区里有名的"麻烦制造者"，也是被社工视为帮助女儿逃避行为责任的人。卡门和她母亲都把自己看作被压迫的、社会不公的受害者，受尽歧视。她们将偏见全归因于社区里的生意人、教育机构和刑事审判系统。她们还指出少数民族在学校辍学中的比例失调，在刑事审判系统中也出现过多。卡门反复强调："我的事情我说了算，不用他们管。"法庭指派了一位经验丰富的 40 多岁的白人治疗师帮助她远离毒品，并且避免再次卷入刑事审判之中。除此之外，法庭还要求治疗师"帮助卡门有动力去找到合法的工作并发展出非犯罪性质的人际关系。"

从治疗师的角度来看，这个多样性的挑战包括理解并处理基于种族、性别、年龄和社会阶层差异可能产生的文化价值观。即使这些差异不足以令人生畏，治疗师还必须得考虑法庭的文化，即法官的期待，最后还要考虑那些被视为良好心理健康的价值观和行为。这些价值观和行为与卡门当前复杂的情况并不一定是一致的，特别是与她对惩教系统及其要求的看法可能不一致。治疗师会帮助她表达和澄清她对法庭的态度，以及她对心理健康专业领域视为积极和有效的生活的态度。

　　卡门的现实治疗师从几个不同的视角、层面来界定她的情况。治疗师愿意在法庭系统的限制和期待以及心理健康机构所制订的标准下进行咨询。因此有一些目标是预先设定和附加的。然而，应用现实疗法时可以灵活地设立一系列中间目标。治疗师的目标可以被视为关注法庭的期待、心理健康的目标（比如，需求满足）和过程目标（比如帮助卡门评估她的行为并制订有效的计划）。

　　以下是治疗师和卡门的对话。它们代表了一些可能的问题和回应，也省略了一些任何关系里都会遇到的幽默。以下互动展示了现实疗法的应用，而非那些聚焦于知情同意、保密限制或警告职责的议题。现实治疗师拥护伦理守则设立的标准实践和职责。因此，以下对话只节选了可以展示现实疗法应用的部分。

　　治疗师：卡门，既然我们已经明白心理咨询中的伦理守则问题，那么，我想问你对来到这里感觉如何？

　　来访者：我不知道我为什么来这里。这根本就是其他人强加在我身上的！

　　治疗师：听起来你很不喜欢来这里，也不想和心理治疗师说话。

　　来访者：是的，我在监狱里和心理医生谈过。他们只会说"嗯哼"，然后就给我诊断，这样他们就能把它写进我的报告里。

　　治疗师：所以，你不相信你能从他们那里得到帮助？那是令人相当生气的！我能够理解你为何感到烦躁了，因为你以为来到这里不过是与以前一样。

　　来访者：是的。这些会谈根本就没起过什么作用！

　　治疗师：所以，你同意我刚刚说的？

　　来访者：是的。

　　治疗师：实际上，我说的是，我们的会谈有可能与以前一样，但是，如果这些会谈与你以前经历的不一样，那会是什么情况呢？

　　来访者：我没看出它们有什么不同。你对我知道些什么呢？我不相信你能为我提供任何东西。

　　治疗师：好，那我们来谈谈为什么我不能帮助你。我比你年龄大，我是个男人，我是白人。与这样的人谈话，你感觉如何？

　　来访者：你属于白人、男性，渴求权力的那群人，试图否认少数民族本来应该拥有的东西。

　　治疗师：我不打算和你争论这一点，但不得不说，你似乎对我很坦白、很诚实。我很惊讶你感觉如此舒适，以至于向我完全敞开你的感受。

　　来访者：你还没听到什么呢！

　　治疗师：你可能想告诉我一点什么，但还是让我们回到之前的话题。我想问你一些其他的问题，不会太隐私。我想知道你如何看待那些对你提出要求的人，比如：警察、法官、假释官、未来雇主、教习所的员工，甚至你想要同住的母亲。

　　来访者：我妈妈还好，而且我也没有问题。所有这些白人有什么权利告诉我该做什么？

治疗师：所以，所有告诉你怎么做的人都是白人吗？

来访者：他们最好还是白人。

治疗师：他们不断差遣你并告诉你该做什么。这里有一个非常重要的问题：这些人想从你身上得到什么呢？

来访者：他们想让我按着他们的意愿来做事，遵守他们那些愚蠢的规则。

治疗师：之前你说过"你还没听到什么呢"，现在我想听你说更多，请告诉我吧！

来访者：如果你在我的家庭里长大，你就知道了。我的老爸离开了我们，我很高兴他走了。我恨透他了！我妈妈做了很多事来挣钱养我们。

评 论

这时候，卡门详细地讲述了她的童年和青少年。她说她感到被老师、执法者和法庭系统进一步侵犯了。治疗师带着共情去倾听她，但也关注一些产生积极和满意结果的选择。

治疗师：卡门，在你的话语中，我听到了两个主题：一是你遇到了那些讨厌的人，他们非常想要伤害你。二是也有一些人比如你妈妈，想尽一切办法来照顾你。但是，我听到的最特别的是，你满足内心深处需求的决心和不懈的努力——那是一种对自由或独立的需求。

来访者：你听到的没错。我不喜欢别人告诉我该做什么以及利用我。

治疗师：我认为这种需求是一种真正的力量，我们可以就此谈论很多。现在我想要问你，关于你的未来，你有何打算呢？我看到了一些选择。你经历了很多事情，现在你可以继续烦恼他人对你的所为，你也可以把这些烦恼抛掷脑后，让它现在和以后都不再控制你。我觉得你现在正处在岔路口：一条是痛苦之路，一条是快乐之路。

来访者：我知道痛苦是什么滋味：太多人告诉我该怎么做，该怎么活。

治疗师：比如，法官希望你找份工作并远离毒品。

来访者：是的。但我做什么和他无关！

治疗师：也许是这样，但是现在他负责这件事。我有个问题问你，你能说一下，与你周围的这些人在一起，你是快乐的还是不快乐？

来访者：我没任何问题。

治疗师：是的，所以我问你现在是快乐还是痛苦，而不是问你是否有问题。

来访者：我当然很痛苦。你处在这种情况下不痛苦吗？

治疗师：你觉得我会。我很幸运，没什么人告诉我应该做什么。我的上司确实会告诉我何时上班和其他一些事情。但是，没有假释官监督我，我也从来没在监狱待过。

来访者：那你怎么说能帮助我呢？你从来没有进过监狱、吸过毒？这样你还说你能帮助我？

治疗师：卡门，那正是我能帮助你的原因。我知道怎么远离毒品、监狱，我是这方面的专家。我还知道如何摆脱那些法官。

来访者：你做到这些了。那是因为你是一个白人。

治疗师：你可以这样说。但是，我敢说也有白人进了监狱。无论如何，很多人对你有所期待。他们想要从你那里得到些什么。现在，我想问你一些其他的问题。你说你不快乐，有些痛苦。那你认识的人当中，有谁是快乐吗？有谁是不惹麻烦的吗？

来访者：有。我有几个亲戚从没进过监狱，他们很快乐。我的表姐朱莉塔就是，她有一份工作，看起来很快乐。但她没和我聊过。

治疗师：即使她没和你聊过，让我们谈一谈她吧。你可以举些例子吗？她有哪些事情和你的做法不同？

来访者：她上班并花时间照顾孩子。太无聊了！

治疗师：也许是，但你说她很快乐，她过着与你不一样的生活。

来访者：是这样的。

治疗师：我想要和你一起找出一些快乐的人所做的选择，这些人不惹麻烦，遵纪守法，看起来很享受生活。如果他们所做的能够帮助他们远离麻烦，也许你可以从他们那里学到一些东西。

来访者：也许吧。

治疗师：让我们这样做吧。你之前到现在的生活方式是在帮助你还是在伤害你？是让你陷入麻烦还是使你免于困扰？

来访者：我不在乎。

治疗师：但是，如果你在乎的话，你会说什么？

来访者：如果监狱是你所说的麻烦，它在过去伤害了我。

评　论

在这段简短的对话中，治疗师试着建立友好、无争论、无指责和无批评的氛围。他重新组织了他们之间的差异，帮她看到他们之间的障碍是可以去除的，甚至是有帮助的。他协助来访者评估自己的行为，同时暗示他人（如表姐）的一些行为对她有帮助。卡门采取这些行为是发自她内心的兴趣，它们满足了她的内在需求。因此，现实治疗师的工作更多涉及利用外在结果作为一种动力来源。

接下来的几次会谈将聚焦于制订治疗计划。治疗目标包括：帮助卡门寻找合法的工作（生存和权力）；与将来住在一起的母亲有更好的关系；通过教会、工作或邻里认识的新朋友（归属）；定期参加12步骤项目（归属、权力、自由、乐趣）。我们强调维护一种信任关系，即治疗环境。另外，我们特别关注的是帮助卡门评估自己的行为——基于内在的标准和规则、法庭要求及其对她的选择可能造成的积极和消极后果。这个过程很少会一帆风顺，有时会遇到障碍、弯路、阻抗和复发。

治疗师：卡门，我从你所说的得知，你不想要让别人命令你做这做那。

来访者：对的。我想让他们别管我！

治疗师：我帮助别人要做的一件事就是帮助他们设立一些目标。换句话说，就是澄清他们的愿望，他们想要完成什么。现在，我和你一起设立一个让别人不要管你的目标，你觉得怎样？

来访者：听起来是个好主意！

评　论

乍一看，这个共同协商的目标与选择理论及现实疗法的原则有些矛盾。对人类来说，我们唯一可以控制的就是自己的行为，而让别人不管她等于说是改变他人的行为。另一方面，治疗师使自己根据卡门的标准（而不是他的标准）与其结成同盟。在她的知觉世界里，根据她看待自己与他人关系的方式，她是一位被有权力的人们压迫的受害者。治疗师不会试图轻率地让某人控制自己的行为，而是接纳她的需求或目标，帮助她聚焦于可以自己控制的行为。下面的例子展示了如何艺术地而不是机械、生硬地应用现实疗法。

治疗师：我们也谈到了你所感受到的不快乐或痛苦。我们可以说消除一些痛苦和不安是另一个目标吗？

来访者：你说的一些是什么意思？

治疗师：我不想做过多的承诺。要想一下子消除所有的痛苦，然后感到完全的快乐，这不太现实。

来访者：嗯，我厌倦了痛苦。我想消除它，但我不知道能不能消除它。

治疗师：我想你是对的，也许你的身边总有一些难以相处的人存在。但是，你愿意设立一个目标至少让自己高兴一点吗？

来访者：听起来像一个起点。你可以帮助我吗？

治疗师：毫无疑问。我不能保证任何事情，但是我相信我能够帮助你。不过这里的帮助包含了一个"如果"。

来访者：我也这样想。"如果"是什么？

治疗师："如果"你愿意承诺迈出步子去走那条快乐的道路。记得我们之前讲过岔路口，在我看来，你似乎站在一个岔路口，你有两个选择：往快乐的路上追求你的目标；或者放弃它们，继续痛苦的道路，在这条道路上你会被之前提到的那些人所控制。

来访者：我要怎么做？

治疗师：那将是我们在会谈中要探讨的。我听到你问，"我要怎么做"，这是说你想要采取一些措施，是这样吗？

来访者：看情况吧。什么措施？

治疗师：我们还没有确定是哪些措施，但是我们在会谈中会定好。事实上，我认为已经有了一点主意。我问你是否认识某些人，他们没有成为法庭或假释官的"牺牲品"等问题。你提到了表姐朱莉塔，没有人命令她做这做那。我说的对吗？

来访者：是的。但她是一个软弱的人。

治疗师：一个快乐而软弱的人？一个没有假释官监督的软弱的人？一个没进过监狱的软弱的人？

来访者：好吧，好吧。我知道你的意思了。

治疗师：你觉得我的意思是什么？

来访者：我猜你的意思是，软弱的人更快乐并且不会惹麻烦。

治疗师：你知道吗？卡门，你能很快把许多想法联系起来。正常情况下，我是不会这么快就直言不讳的，但你给我的印象并不是脆弱的，你已经经历了许多事情，而且很明显你拥有许多力量。我相信这种力量将会帮助你得到你想要的。当然，我也能帮助你，但我只能在法律和法庭期待的范围内帮到你。

评 论

治疗师已经帮助卡门设立了第二个目标。这个目标和第一个不同，它更明显是一个内在驱动的愿望。治疗师让卡门评估这个愿望的现实可行性。另外，治疗师和卡门的关系构架更明确了：如果卡门付出努力，改变就会发生。再者，治疗师只能在现实世界里建立的外在界限内工作。治疗师应乐于向来访者表达信心，但是避免过分承诺必然有愉快的结果。

直至目前，治疗师尝试建立一段稳固、友好和公平的气氛。治疗师知道基于希望和现实期待来建立治疗联盟的重要性。他建议双方一起来确定一个其行为可以作为理想示例的人，即他或她的选择最终使自己走上快乐之路。治疗师将帮助卡门意识到她不需要把朱莉塔的生活看作完全理想的，只需她的一些行为是有效和健康的。

整体看来，一开始治疗师与卡门讨论她的外在世界和她不能控制的行为。因为他对她的知觉世界的接纳，这个咨询环境（即治疗联盟）得以坚固。来访者现在愿意逐渐地讨论她的愿望，更可能为未来的选择也许甚至她过去的行为负责。我想再次强调，这里的对话既包括了具体的问题，也反映了现实疗法和选择理论的精髓。这个对话所展示的过程，在与来访者的真实咨询中会花更长时间。这里列出的对话是为了展示治疗过程发展的性质。

在接下来的咨询中，治疗师帮助卡门描述她的情绪、思维（自我对话），特别是她的行动。他也教给她选择理论的动机系统以及如何运用 WDEP 系统。在讨论她的情绪时，治疗师帮助卡门意识到她能让自己感觉好些。实际上，她现在感觉好多了。

治疗师：上几次会谈中，我们讨论了你想要什么以及如何得到它们。当我们讨论未来，讨论你可以在未来避免坐牢和其他麻烦这一事实时，你的内心深处感觉如何？

来访者：我发现我感觉好点儿了！

治疗师：所以，即使是只谈论成功的计划也能改变你的感受。当你探讨未来的时候，你感觉好了多少？

来访者：不多，大概 10%。

治疗师：真的吗？只是谈论它就让你感到好多了！这对我来说，这意义很大！

评 论

治疗师帮助卡门看到改变是可能的，而且他重构了一个小小的改变，使其成为成功的一大步。这个对话的目标是传递希望感，间接地帮助卡门看到自己不是受害者，而是一个积极的可以做出更多有效选择来满足自己需求的人。

在协助卡门审视自己的认知行为时，治疗师根据选择理论帮助她确定和评估自我对话的内容。

治疗师：卡门，我们已经谈了一些故态复萌的情况。那现在想想，当你搞砸的时候，头脑里会想些什么？

来访者：我正在朝着正确的方向走，但有时我想："这有什么用？我无法控制自己的行为。"我知道你告诉我"我可以选择自己的行为"，但我很难接受你所说的——我有这种内在控制。

治疗师：你有时看起来感到无助，就像现在这样，如果你继续告诉自己你对生活没有掌控，这会带来什么后果？

来访者：有更多的麻烦，会回到我之前的困境中。

治疗师：你愿意以相反的想法代替它们吗？我看到你正点头同意，什么样的想法对你更有帮助？

来访者：我需要告诉自己"我有选择"，如果搞砸的话，我还能做到你跟我说的一首歌里面唱的"自己站起来，拍掉身上的尘土，从头再来"。

治疗师：记住，我说的这首歌并不是完全准确，因为你并不是从头再来。

来访者：好吧，好吧。我记得你说要想一想这句话："每个人都会犯错，那也是为什么在电脑上有个删除键。"

评　论

治疗师避免了一种有害行为：与卡门的自我对话发生争论，或指责、批评她的故态复萌。他让她自己对现在关于故态复萌的自我对话进行评估。

随着治疗过程的进行，卡门自我评估了她的行为系统里最能控制的部分——她的行动。她评估了那些导致故态复萌的选择，也评估了那些取代无效行为的选择。

治疗师：卡门，如果你继续和你之前的朋友来往，去同样的地方，不去参加 12 步骤项目的聚会，你的生活会有任何改变吗？

来访者：你一直问我这个，我的回答是："不会！"

治疗师：你想用更好的情况来替代吗？

来访者：是的，但这很难！

治疗师：你能够独自完成吗？你记得我们之前说过的格言吗？"只有你能完成，但你不能独自完成。"你想和教会的人一起参加 12 步骤项目吗？

来访者：我知道一个人很难，我需要支持！

治疗师：你离开这里后去参加 12 步骤项目聚会，你觉得怎么样？我知道有个主办者，只要我打电话给她，她就会在门口接你。

来访者：现在？

治疗师：不是现在。怎么样，你已经进展这么多了！

来访者：你没放弃我，是吗？

治疗师：我从来没这样想过。如果你今晚去参加聚会，你会得到帮助还是伤害？

来访者：我想我知道你想让我说什么。它会有帮助的！（卡门同意了治疗师联系主办者在聚会的时候会见她。）

治疗师：我必须承认，我希望你这么说。但更重要的是，你自己也愿意。如果你和12步骤项目的人以及教会的人相处，这对你的生活有什么影响？

来访者：从多次会谈期间我们所谈论的来看，这些关系会代替之前击垮我的那些东西。我们也谈到了这些关系将会让我得到乐趣，并享受它们，使我不再回到痛苦的审判中。

治疗师：你离开之前的最后一句话。在咨询过程开始前，你说跟我这样一个白种男性、年龄比你大的人很难谈话，以至于我不能帮助你。你现在怎么看？

来访者：老实说，你没那么差！

治疗师：所以，对你来说，你能够让不同种族或年龄的人助你渡过难关。我想你向自己证明了这一点！

评 论

治疗师强调卡门的自我评估，并帮助卡门回顾她的行为，这些行为涉及满足她的需求：归属、权力或内在控制、自由或独立、乐趣或享受。治疗师帮助她思考这一事实，即她能够成功地与跟她不同的人相处。

未来的会谈

未来的会谈将聚焦于维持卡门的个人关系；寻求、确保和维持成功的雇佣关系；探索有乐趣的活动；检视她在教会的灵性体验。整体来看，随着她抛弃了破坏性的生活方式并不断进步，卡门将会遇到有效生活的新挑战。换句话说，她的成功将会带来新的问题。治疗将着重于澄清和发展其优质世界中的具体愿望，因为这些愿望可以满足她的五大需求。她将检查自己的行为，并养成习惯——大胆地、透彻地、不带自我批评地评估自己愿望的可获得性和选择的有效性。她将描绘出一幅生活的地图，上面有修建完好的规则和计划，以处理意料之外的压力和快乐路上的绊脚石。在她学习了来自选择理论的内在动机原理之后，如果她再练习过或学过 WDEP 系统，她就能够过自己满意、周围人也满意的生活了。

卡门的个案展示了选择理论如何解释人类行为：它的起源、组成部分及其目的。无论对于专业人士还是大众，它都是全面的、多文化的和通俗易懂的。作为一个可普遍应用的理论，它是实践系统现实疗法的基础，而且学生和来访者可以直接学习和理解。在形容选择理论是一个内在控制系统后，格拉瑟（1998）又说道：

选择理论是一种完全的改变，从一种常识完全改变成为我所期望的那样，最后成为了新的常识。这样的改变并不容易。只有当我们了解到外控心理学的缺陷，并看到替代它的绝对理由，才可能促成这改变。（p.7）

格拉瑟相信，尝试控制他人的破坏性是巨大的，而选择理论提供了一个有效的世界观，能够将和谐的人际关系带给家庭和社区！

《现实疗法国际期刊》的编辑，拉里·力特瓦克（Larry Litwack，2005）谈到选择理论的发展时说："这些年来，我看到这一思想的发展和壮大，像巨大的橡树一样伸展开来，就像从一颗橡实长成一棵橡树一样，内控心理学的思想也在发展壮大"（p.3）。现在，很多国家的本土培训师在教授选择理论的原则和现实疗法的WDEP系统，并将其应用于各个种族团体中的个体。因此，选择理论和现实疗法在全球普及，是因为它不只适用于某个种族，而是适用于整个人类的；而且它们不是教条的，而是允许创新的。

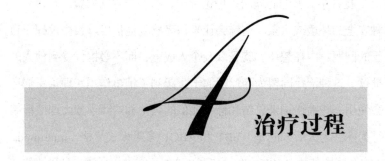

治疗过程

CHAPTER FOUR

治疗联盟与 WDEP 系统

本章将探讨现实疗法的治疗过程，并且结合图表和案例来说明这一理论如何用于实践。我也会顺便提及其他理论，指出它们的相似之处，但主要强调现实疗法的独特之处。

在各个流派的心理治疗理论家中，有一个共同的做法是建立一种安全的环境或气氛。这样会让来访者感到他们可以自由地探索自己的问题、内在想法、感受以及个人成就，而不必担忧受到他人的批评。这种治疗同盟为治疗师的干预起到了铺垫作用。理论家们还会使用一些缩略词来总结和标示他们的理论和实践干预。理性情绪行为疗法为人所知的是 REBT 和 ABC；多重模式疗法（multimodal therapy）则使用 BASIC-ID。WDEP 公式（需求、行动、自我评估、计划）则用一种方便教学的方式表达了选择理论的扩展——作为传输系统的现实疗法的操作程序（Wubbolding，2008a，2008b）。格拉瑟与格拉瑟（Glasser & Glasser，2008）强调了治疗程序在理论和实践中的核心地位：

我们希望公开声明，现实疗法的程序即 WDEP 系统的教学，对于想要学习现实疗法和选择理论的人来说，它是构成一个完整教学培训的必要成分……这一系统帮助来访者阐述和表达问题，并为心理健康的工人、教育者、刑事司法人员、组织者以及其他人提供了一种内在驱动的、促进问题解决的实际方法。（p.1）

在实施选择理论的过程中，现实治疗师和来访者们一起探索各方面的元素：需求、愿望、平衡、选择、总体行为的四个要素、行为的目的以及知觉（即人们如何感知他们周围的世界）。而治疗同盟，即来访者与治疗师的关系，则构成了成功的心理治疗的基础。在选择理论的语境中，治疗师是来访者的优质世界的一部分；也就是说，他们把现实治疗师看作一位帮助他们实现目标、重视他们观点、支持他们努力的伙伴。当他们的治疗同盟足够牢固时，现实治疗师会要求来访者反思他们的行为，对之进行评估并做出改变。

创造环境：治疗联盟

建立一个安全而有挑战性的治疗环境需要一些基本技能，还有一些大多数理论都重视的人格特质：共情、真诚一致、积极关注。治疗师需要站在来访者的角度去观察他们的世界，拥有直截了当又不失尊重的交流技巧，并且始终保持一种重视来访者的态度。

如同图 4.1 展示的，在治疗环境和治疗程序之间并没有一条非此即彼的界限。然而，为了便于学习这一理论和实践，将现实疗法的这两个重要成分开阐述，还是很有必要的。

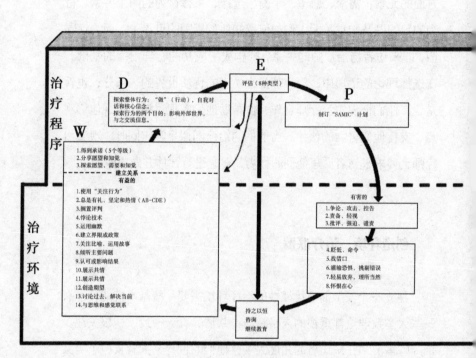

图 4.1 心理咨询和治疗的循环图

图 4.1 续　心理咨询和治疗循环图的概要描述

介绍：

这个循环图由两个基本概念组成：有助于改变的治疗环境，为促发改变而精心设计的治疗程序。这个图表打算提供一个简明的概要。

环境与程序的关系：

1. 正如表中表明的，治疗环境是基础，有效的治疗程序建立其上。

2. 尽管在改变发生之前建立一种安全、友善的环境，这通常是必要的，但是这个"循环"可以在任意一点进入。因此，这个循环的运用并不以固定的步骤发生。

3. 建立一种关系，意味着建立和维持一种专业的关系。完成这一任务的方法，包括了治疗师在环境和程序上的努力。

治疗环境：

有益的关系：

1. 使用关注行为：眼神接触、姿势、有效的倾听技巧。

2. AB= "总是"（Always Be…）一致、有礼和平静，给予希望，热情的（积极思考）。

3. 搁置判断：从低水平的知觉来看待行为，即接纳是关键。

4. 做意料之外的事：酌情使用悖论技术；重构和开处方。

5. 使用幽默：帮助他们在合理的界限之内快乐的需要。

6. 建立界限：具有专业性质关系。

7. 倾听比喻：运用来访者的语言，运用故事。

8. 倾听主要问题：留心有用的行为、价值判断等。

9. 认可和影响结果：他们对自己的行为负责任。

10. 展示共情：像来访者一样去感觉。

11. 遵守伦理：学习伦理守则及其应用，比如如何处理自杀威胁或暴力倾向。

12. 创造期望并交流希望。应该告知人们，如果他们愿意努力，好事情就会发生。

13. 讨论过去的问题，以当前和未来的时态解决问题。

14. 与个体的思维和感觉联系。

有害的关系：

争论、责备、批评、贬低、找借口、灌输恐惧、轻易放弃、怀恨在心。

相反，压力是可以控制的，接受它们本来的样子，相信自己能够发展出更为有效的行为。同时，继续使用"WDEP"系统，不放弃。

持之以恒、咨询，继续教育：

为来访者决定一种方式，回顾过去，在需要的时候与治疗师谈话，并维持持续的专业成长计划。

治疗程序：WDEP

建立关系：

1. 探索愿望、需要和知觉；

2. 分享愿望和知觉；

3. 得到承诺：帮助他们巩固他们的愿望，以找到更有效的行为。

探索整体行为：

帮助来访者检查他们的生活方向，以及他们如何度过时间的细节。讨论核心信念和无效或有效的自我对话。探索行为的两个目的：影响外在世界，与之交流信息。

评估——治疗程序的基石：

帮助他们评估他们的行为方向，具体的行为以及愿望、知觉和承诺。通过持之以恒、咨询和继续教育来评估自己的行为。

制订计划：帮助他们改变他们的生活方向。

有效的计划是简单的、可实现的、可测量的、具有即时性、一致性、由计划者控制、具有承诺性，治疗师是持之以恒的。计划可能是线性的，也可能是矛盾的（paradoxical）。

摘自 G. 科里（2009），《心理咨询和治疗的理论与实践》（第八版，第 110—111），Belmont，CA：Thomson Brooks/Cole.Greated and copyrighted 1986，罗伯特·伍伯丁（2010）。重印得到许可。

有害的行为

在理性情绪行为疗法的 ABC 理论中，任何一个有悖于稳定、公正、友好环境的行为，都将导致一种有害的关系。这些行为不仅有损治疗联盟，也会破坏其他的人类关系。比如，争执会增加阻抗和不合作；责备和蔑视会加剧内疚与羞愧；批评和压迫会削弱自尊与独立。所有这些行为，再加上各种借口，将会摧毁行为改变的可能性，逐渐累积的恐惧会导致回避责任、增加愤怒和怨恨，最后放弃就此沟通。一个人怀抱的怨恨会使他对于别人的魅力大打折扣。

心理治疗师把不使用有害行为的专业素养作为一种守则。然而，新手治疗师有时候会因为缺少替代的技能，而或多或少地使用了这些手段。此外，治疗师在与父母、教育者、管理者和监护者工作的时候，总是让他们认识到这些行为的"毒性"。在格拉瑟的演讲中，他强调了这些致命习惯的摧毁性，他所列举的这些习惯包括：批评、抱怨、埋怨、挑剔、威胁、折磨、贿赂以及对控制的奖赏。他指出，习惯性使用这些行为将会扼杀人与人之间的关系。

有益的行为

治疗师通过发起以现实为中心（reality-centered）的行为来培育治疗关系。这其中有些建议可以直接教给来访者（包括个体治疗或团体治疗），但治疗师也只是在它们真正有用时才会使用。不论何时使用这些方法，它们都应该旨在促进治疗师和来访者之间的联结。

艾维、唐·安德里亚、艾维和西梅克 - 摩根（Ivey，D'Andrea，Ivey，and Simek-Morgan，2007）描述了"专注行为"（attending behaviors）在治疗关系中作为一种基础微技术的重要性。眼神接触、面部表情、姿势、手势、接话儿（verbal following）、语调以及其他非语言的行为都传递着一些未说出的信息：接受、宽容、反对、拒绝、冷漠、震惊以及惊奇。而且，文化差异常常决定了一个行为是适宜还是不适宜。比如说，在一些文化中，避免眼神接触是一种尊重的行为，而在另外一些文化中则恰恰相反。有些人把坐在桌子后面的治疗师看作一个令人肃然起敬的人，并认为他的意见很有分量。另一些人则认为隔着一张桌子给自己和治疗师之间增加了障碍，并且也阻碍了治疗的进展。

AB-CDE，即总是有礼、坚定和热情（Always Be Courteous，Determined，and Enthusiastic），代表了送给治疗师与来访者工作时的建议，也是教会来访者取代有害行为的好主意。遵守有礼这一守则对于治疗师而言，几乎不需要什么训练。但是，来访者要吸收一些不言而喻的礼貌行为，往往需要鼓励、练习，并进行大量的讨论，讨论有时感觉像是新的和创造性选择的目的和可能结果。一个有效的现实治疗师能够展示和传递一种坚定的信心，相信来访者可以改善他们生活。比如说，治疗师试图反映来访者的无力感和痛苦以达到共情，这总是营造出一种令人绝望的受害人气氛。然而，使用WDEP 系统则可以使来访者从这种消沉当中摆脱出来。他们可以看到希望以及治疗师帮助他们的意愿，并且也开始相信自己可以爬出内心那个荒芜的深渊，或者至少变得不那么痛苦。热情并不等同于拉拉队式的加油鼓劲，而是与来访者合作并不停地寻找来访者故事当中的正面元素。一位酗酒多年的来访者提到，他在过去 5 年中有 6 个月是清醒的。治疗师将此视为一个需要付出英勇努力的真实成就，而不只是他失败生涯中的偶然突破。

在建立和保持治疗联盟时，其他有益的行为包括：搁置评论、恰当采用悖论技术、做意料之外的事、保持幽默、澄清障碍、使用比喻，等等。现实治疗师发展倾听的艺术，但绝不仅仅是为了建立关系。倾听促进了对来访者的授权，治疗师用心倾听主要问题并进行总结，同时还聚焦于与 WDEP 系统相关的问题，比如：

- 来访者希望从家庭、朋友、工作、学校、治疗师那里获得什么，最重要的是，希望从自己那里获得什么？
- 来访者已经做过什么、想过什么，对自己的感受是什么？他或她的愿望和目标是什么，周围人对他们又有什么要求？
- 来访者的愿望是否是可实现的？另外，他或她的行为、思维和情感是否是有益的（自我评估）？

其他有助于保持优质关系的方法包括：适时沉默、准确共情和创造希望。在关系一开始时，来访者就意识到会发生什么，这个治疗并不仅仅是聊天，而是以行动为中心的。他们开始意识到治疗师相信——问题在过去，而解决方法在当下。治疗师通过词语和语法在沟通中表达这一信念。比如说"你过去有这个问题，那么，现在你愿意放弃它并做一个更好的选择吗？"而对于过去和问题无休止的讨论只会让它们处于凝固状态。

建立治疗联盟，即治疗师与来访者之间的联结，其节奏因人而异。有些来访者一开始就对现实治疗师感到亲近，而有些来访者则会要求更多的证据来证明治疗师是一个货真价实的助人者。比如说，一位低收入、带有敌意的来访者很有可能在初始阶段，把一位中产阶级的现实治疗师当作阻止他获得自由和独立的对立阵营的一分子。在这种情况下，建立信任可能是一个非常艰巨甚至是痛苦的任务。

治疗程序：WDEP 系统

在很多理论当中，建立一个积极的治疗关系的技巧都是类似的，同时这些也是人类健康关系的普遍特征。因此，对于基于选择理论的现实疗法，这些技巧也是一个适宜的治疗基础。大多数情况下，最具代表性的现实疗法程序是首字母缩写词 WDEP（Wubbolding，1989，1991，2000a，2008c）。每一个字母都代表了一类可能的方法，帮助来访者对自己的内在控制系统更加敏感，让他们去尝试更多的机会，并由此做出更多有效的选择。WDEP 关注的是临床实践的理论，并成为这一理论的传输系统，这使得它对于治疗师和来访者都非常实用。在关于 WDEP 的演讲中，格拉瑟说道："这是一个非常实用的工具，读者可以通过阅读学会它，并且它还可以在机构、学校和课堂里被教授和实用。我希望这个词可以变成一个日常用语，广泛地被治疗师、咨询师、教师和父母们使用。"

探索愿望

WEDP 系统中的字母 W 所代表的关键问题是：

你的愿望是什么？（WHAT DO YOU WANT ？）

现实治疗师清楚地意识到"优质世界"这一术语的理论概念。它由那些最有价值的内容组成：核心信念、理想、最珍视的财产和关系。"你的愿望是什么"这一问题，代表了治疗师就来访者的优质世界开始工作。附录中的探索愿望（Exploring Wants）更加深入地说明了诸多可能的问题，可以用于治疗师与来访者工作时的探索以及拓展进一步的计划。在探索优质世界的过程中，治疗师帮助来访者规划、澄清，并且对那些心理相簿中的图片（也就是他们的愿望）进行排序。这一过程是 WDEP 系统中其他程序的基础，在治疗过程中应当引起重视。它的重要性可以通过那句有名的警告语说明："当心你许下的愿望。"（Be careful what you wish for）一位希望自己提早退休的职员也许应当注意，避免将"医疗退休"作为优质世界的图景之一。这个愿望也许不会满足对自由的需求，相反会对生存需求构成威胁。

愿望的等级

由于愿望的头等重要性，优质世界有时候也被称作"愿望世界"。尽管优质世界的内容非常丰富，但来访者的各种愿望有着共同点，因此这也是现实疗法的焦点。优质世界里的每一样事物都令人垂涎，然而，这些需求并不是恒定不变的，它们有着不同的等级，并且常常处于变化之中。

- 绝对的诉求（nonnegotiable demand）。有一些愿望非常强烈，比如说对于氧气、营养物质的需求或对于免受折磨的需求，如果没有这些条件，来访者就无法正常行动。一些来访者紧紧抓住这些需求，以至于实际上破坏了人际关系。然而，通过富有技巧的咨询过程，来访者可以让这些需求变得比较有弹性，并且拥有更好的关系。比方说，强硬的父母要求青春期的孩子仍然服从童年期的高要求，这显得有些不合理。
- 追逐的目标（pursued goal）。来访者表现出积极的特征——"我想要改变"这样的表达背后有着行为的支持。比如：去上学，去发展积极的关系，去找一份工作，去参与一

个 12 步的项目。一个强烈的愿望可以替代追求的目标，
比如一位年轻人为了应征入伍而放弃很多其他的关系。

- 心愿（wish）。为了达成心愿，一个人需要付出一些努力，
  但是有时它的满足不需要努力，比如说买彩票所要求的
  就不是倾其所有的那种付出。有时候一个心愿指向了一
  些不可能达到的东西，比如一位明尼苏达的居民希望 1
  月份能有加勒比那样的天气，或者一个牙买加人希望家
  乡冬天下雪，这样有利于冬季奥运会训练雪橇项目。

- 飘忽的幻想（weak whim）。这些需求没有那么强烈，不
  满足它也没太大关系。就像一个男人去工作时需要打领
  带，但是他不会太关心领带具体是什么款式和颜色。比
  如说在伴侣咨询中，一方表达了想要拥有一种更愉快的
  关系，但另一方会说这样不错但是没什么价值。

- 趋避困境（double bind）。一些妨碍愿望有效实现的行为
  传递出一种信号："我想要它，但我又不想要它。"比如，
  一个人真的很想减肥，又总是不断暴食。一对伴侣说"希
  望我们的婚姻关系能够改善"，但习惯性破坏关系的行
  为又削弱了这一愿望。

- 不得不接受（reluctant passive acceptance）。来访者或者
  自己学会了接受生命中那些必然，或者通过治疗学会了
  接受这一既定事实。尽管并不是我们想要的，但很多人
  学会对于疾病、障碍、某种情景和事件的接受。有人感

染了某种致命的疾病，或者在某次意外中受伤；有人则经历身体慢慢衰弱甚至面对死亡。尽管这些事情不是我们想要的，但是人们也会慢慢学会接受它们。

- 不理想的主动接受（nondesired active acceptance）。人们通常清晰地阐述一个明确的愿望，知道这个愿望实现带来的副作用或结果是令人不悦的。生孩子的疼痛是非常不想要的，但女人接受它，作为生育的欢乐的一个不可避免的结果。生活在避难所的受到虐待的女人想要拜访她的父亲，她知道受虐有一个高度的相似性。这些副作用不是优质世界画面的一部分，但是它们不可避免伴随着极为想要的愿望。

- 梦幻（fantasy dream）。尽管有证据表明一些梦幻般的愿望是不可达成的，但一个人也许仍然渴望拥有《科斯比一家》或《布雷迪家族》那样的家庭。虽然这些愿望遥不可及，但他们却不停地说："那样难道不好吗？"

在治疗过程中，尽管没有必要对所有的愿望进行分类，但是帮助来访者确定其愿望的等级还是有用的。这些问题包括："你的愿望有多迫切？""这个愿望是一种绝对的诉求，还只是一时的兴致？""那是一种你想要不停追求的东西，还只是觉得'如果有了它也挺好的'？"从选择理论的观点来看，有些来访者的优质世界中的愿望缺乏等级排序。对于很多脱离成瘾和共生家庭的人来说，所有的愿望都是一样的重要和紧急。对于这些个体，现实疗法的大部分过程需要帮助他们弄明白，一些愿望会比另一些有更大的影响。

承诺的等级

询问来访者愿意付出多少努力达成目标，或者愿意付出多少精力去满足自己的愿望，可以帮助他们从第一阶段"我想要改善"逐渐过渡到第二阶段"积极特征"（图 4.1）。当来访者认定行为改变对他们是有利的，他们就能做出更多、更有效的选择；而且如果治疗师帮助他们提升承诺等级，治疗进程也会因此加快很多。伍伯丁（2000a）定义了承诺的 5 个等级。

1. "我不想来这儿，让我一个人待着，别跟我啰唆。"由家庭或法庭迫使而参与治疗的来访者，往往表现出对改变和治疗师的抗拒、不情愿甚至是敌对。这一等级实际上代表了根本没有承诺。不过，从私人执业者、假释官、儿童保育员以及大学心理咨询中心的职业者那里，可以经常听到这样的话语，这些来访者刚经历完一场干预，接着被送去接受帮助。

2. "我想摆脱困境，但是不想努力。"有些来访者希望拥有更好的家庭关系、职位提升、减肥、摆脱执法机关的监控，或者其他种种愿望；但没能够真正付出努力去改变使得他们停在第二种承诺等级。尽管比第一种等级稍高一些，但这一等级仍然包含着对行动计划的抗拒。现实治疗师会帮助来访者评估这一等级的承诺，以及它对于实现愿望所缺乏的有效性。

3. "我会试一试。""我也许会的。""我可能会吧。""也许吧。""大概吧。"这一等级的承诺显示了更多的想要有效控制自己行为的意愿，但是改变永远不会和"我会试一试"这样的承诺联系在一起。"尝试"为借口和失败提供了空间。现实治疗师可以指出，假设一位乘客询问："你们飞往洛杉矶的航班何时起飞？"票务员如果回答说："我们会试试在早晨9：15起飞。"那么这位乘客会要求得到更高等级的承诺。但是第三等级仍然显示了比第一等级和第二等级更多的决心。

4. "我会尽我最大的努力。"尽管这为失败预留了一个逃生口——"我尽了我最大的努力，但没能坚持到底"，但它仍然针对行动计划尽了最大的努力。这标志着一个超越了仅仅是愿望和尝试的阶段，以及一种选择积极特征的意愿。

5. "无论付出什么我都会去做。"有效的选择和接下来的行为表示了最高等级的承诺。来访者坚持不懈地执行计划，甚至为不理想的结果承担责任。比如说，一位职员选择了可以令他升迁的行为计划，但是他的上司并没有给予他所希望的荣誉。而这位职员不找借口，也不抱怨，仍然看好未来。

这些承诺等级最好是被视为是发展的，尽管等级三不像等级五那么有效，但它也代表了来访者的提升——从冷漠和抗拒慢慢上升到了更高的寻求改变的动机水平。

探索知觉系统

知觉系统中包含两个要素。第一个要素是三级知觉过滤器（three perceptual filters），人类通过它们认识世界、看清关系，并对输入的信息进行评估。第二个要素是知觉世界（perceptual world），一个关于自我和外部世界的知觉储存库。

当谈论三级知觉过滤器时，治疗师会收集信息并进行澄清，以确认来访者如何看待他们身边的世界。来访者在何种程度上客观接受他们的知觉，而不对其进行评价？他们认为这些知觉具有什么高价值？他们是否看到自己的行为与周围世界的关联——自己的行为会影响周围世界，而又从周围世界接受信息？举例来说，来访者是否知觉到自己粗鲁对待同事与同事不喜欢他，这之间有许多关联？来访者是否意识到她的药物滥用与失去家庭、工作和地位，这之间存在关联？来访者有多看重为了实现目标而有意识采取的有效行为、利他行为或合法行为？或者来访者只是看重那些能够满足需要的行为，而不在乎它是否不成功、对他人有害甚至违反法律？

与这一探索有所关联的对于控制点（locus of control）的讨论。社会学习理论家罗特（Rotter，1954）最先提出控制点的概念，其观点是赞同行为的内在控制而非外在控制，这与内在控制心理学尤其是选择理论是一致的。在一次关于罗特工作的演讲中，默恩斯

（Mearns，2008）说道，

高度内在控制的人认为，是否受到强化的责任在于他们自己。内在控制者认为，成功或失败都是他们自己努力的结果。相反，外在控制者认为，人生是被运气、机会和有权力的他人控制的。因此，他们认为，对于他们受到的大量强化，自己的努力几乎没有什么影响。（p.4）

罗特的理论和选择理论的唯一区别是，选择理论认为行为的报偿并不是强化，而是对于内在动机、一般需求以及具体愿望的满足。

现实治疗师会帮助来访者确认他们知觉到的内在控制或外在控制的水平。抑郁的人们相信他们受到外部环境的支配，他们是无力的，因为事情超出了他们的控制。另一些人则有这样的自我对话："我做不到，因为他们不会允许我这样做的。"因此，现实疗法的目标之一就是，通过改变他们的行为帮助他们摆脱受害者的认知。内在控制的原则使现实疗法的应用超越了心理学和心理治疗。柏奈特（Burnett，1995）指出，社会"已经厌倦了那类人，一旦做出了什么反社会的行为，总是声称自己是一个受害者"。他举了巴特·辛普森[1]的例子，这个家伙总是说："我没干。""没人看见我干了。"最后还有，"你没有证据。"

当然，接受内在控制而非外在控制的原则，并不意味着每一个

---

[1] Bart Simpson，《辛普森一家》中的角色，他总是干坏事并逃脱责任。——译者注

限制、问题、失败或疾病都在个人能力的控制之内。许多来自外部世界的袭击都是不可避免的，并且会直接攻击到许多人类需求：自我保存、归属、权力或内在控制感、自由、乐趣。当人们受到威胁的时候，生活总是很艰难的，有时甚至无法做出一种满足愿望的行为。假如一辆汽车在结冰的路面上猛烈打滑，司机一般会感觉失去了控制，并且没有能力去选择一种放松、冷静和自信的行为。选择理论并不是教导改变外部控制的知觉是简单的，或者获得内在控制的知觉是容易的。因此，与选择理论一致的内在控制原则是：人类（来访者）比他们通常感觉到的拥有更多的控制。

如果来访者极端地否认一切责任，认为自己是无力的，坚持改变是不可能的；其他人也会认定他们是自作自受，甚至把别人的错误也归咎于他们。然后，他们会感到极度的羞愧与内疚，并且常常对此耿耿于怀，认为自己是毫无价值、不可救赎的。这些可诊断的行为占据了内在／外在控制连续体的两极。

选择理论同意罗特的判断，即人类是一个内在／外在控制知觉的混合体。因此，一个合适的聚焦于知觉控制点的现实疗法问题是："你认为问题或痛苦在多大程度上是由自己引起的？"不论来访者原来知觉到的内在控制水平如何，一位熟练的现实治疗师总能使用这一答案促使来访者产生新的知觉。如果某位来访者坚持认为自己没有责任，那么治疗师可以说："假如你没有造成任何这些问题，那么你只要做任何一点事情，就会是一个正确的开始。"如果一位来访者对自己过度责备，承担了过多的责任，那么治疗师可以回应：

"我相信在这里我可以协助你摆脱一部分痛苦。"这些回应并不一定有立竿见影的效果，但它们却表达出一种希望以及对来访者的鼓励——他们比自己所感觉到的拥有更多的控制。

我们也可以使用比喻来帮助来访者摆脱外部控制或受害者意识，让他们意识到自己至少还有一些控制、有一些选择，这是非常有效的方法。举例来说，我们可以鼓励一个来访者将抑郁看成人生道路上的一位朋友，而不是敌人；但是，在人生的道路上，总有这么一些驿站，来访者不必陪伴这位朋友。一位来访者可以把强迫思维放到自己的背包里出门，而不是放在自己的身体里，也不必一直和这种强迫思维斗争，始终注意着它。对于一位坚持拒绝为自己的困境负任何责任的来访者，治疗师不去和他争辩，而可以和他讨论感觉自己坐在一张地毯上，并且问他："你愿意离开地面，坐到椅子上休息一会儿吗？"

在这一阶段使用比喻会使问题变得更好把握。这一过程帮助来访者发现之前所不知道的选择，让他们有了改变生活的意识，并且意识到自己比之前感觉到的拥有更多的控制。这一步骤的价值在他们的生命旅程中非常重要。

WDEP 中的 W 包含了对优质世界中愿望的探索。现实治疗师仔细聆听这些显著或隐藏的愿望，并且询问关于它们更细节的问题。比如，来访者如何看待这个世界上的自己，他们看重什么，他们认为自己的行为和知觉之间的关系是什么，他们的知觉控制点在什么水平，他们认为自己能够在多大程度上改变——所有这些以及其他知觉构成了 W 部分。在使用 WDEP 中 W 的时候，除了仔细倾听和提问之外，治疗师还运用比喻、主要问题（themes）和聚焦于内在控制的谨慎语言。

探索行动或整体行为

在治疗过程中，来访者会谈到他们整体行为的各个方面：生理、情绪、思维以及行动。在许多情况下，行为提箱或轿车轮子的某些成分会比其他成分需要更加仔细的检查。因为行动（action）是很明显的选择，所以绝大部分的讨论都围绕着它们。不过，强调行动，并不意味着不去讨论整体行为的其他三种元素。

生理

现实治疗师遵从标准的实践程序，对来访者的身体虐待、受伤和疼痛进行回应。他们会适宜地讨论身体症状，尤其是它与心理健康有联系时。治疗师对于疼痛症状的觉察，不论这一症状是真实的还是想象的，都可以帮助来访者决定其问题的紧急程度，以作为医学专业的一个参考。有一些生理症状会伴随着悲伤和抑郁的感受，并会损害来访者社会或职业功能的运转，而这些恰恰属于心理治疗的领域。

情绪或感受

情绪并不是一种静止的状态，而是一种有目的的行为，去影响外部世界或是传递一种信号。因此，词缀"-ing"说明了所有感受（feeling）具有鲜活的性质。现实治疗师接纳感受并重视它们，但会鼓励来访者对伴随的自我对话和行动进行讨论。

认知或思维

艾利斯和哈伯（Eills & Harper，1997）以及艾利斯（2008）已经证明，自我对话和内在言语表达均涉及了理性情绪行为疗法中的基本原理。而伍伯丁（2000a，2008c）扩展了现实疗法的实践，使其包括了对于（涉及有效和无效行动的）认知的识别和讨论。

无效的自我对话（Ineffective self-talk，IST）包括：

- 没人打算告诉我要做什么。
- 我无力做出任何改变。
- 我能够控制其他人。
- 虽然目前的行为并不能达到我的目的，但是我还是会这么做。

治疗干预聚焦于自我对话，包括精确定位那些与思维相关的行动，并帮助来访者将它用语言表达出来，协助他们评估它，旨在用有效的自我对话替代之。

有效的自我对话（Effective self-talk，EST）包括：

- 当遇到合理的限制，我仍感到快乐。

- 我能控制我的行动。我选择我的行为。我能改变。我掌控
  自己的人生。
- 我不能控制他人的行为。
- 如果我现在所做的没有帮助，那么我就会停下来，采取别
  的行动。

这种对于自我对话的概念化，与理性情绪行为疗法和认知疗法有所不同。在选择理论看来，认知并没有导致行为，因此也不是有效／无效行为的原因。相反，自我对话与行动相互伴随。一切人类行为都由四个部分组成：行动、认知、感受和生理。我们持续并同时地产生一个具体动作、一个念头、一种情绪以及伴随的生理。一个行为和下一个行为的间隔往往是无限小的，而且是不可测量的。任何改变，不论是短期的还是长期的，其原因都根植于个人愿望所构筑的优质世界。

在确定了无效自我对话之后，治疗师的任务就是用有效自我对话来替代它们。要完成这一步，治疗师需要请来访者评估他们的思维方式，无论他们坚持无效谈话对其有用与否。很明显，他们的自我评估就是一种认知功能。而且，有时候最为显著的行为恰恰是整体行为中的认知成分。出于这样的原因，现实治疗师会询问来访者："告诉自己不能控制自己的生活，对你有帮助吗？"然后，来访者会受到鼓励去做出行动，好像他们真的即刻相信了，他们可以控制自己的生活，可以改变。

行　动

治疗谈话往往聚焦于整体行为中来访者最能直接控制的那个要素。来访者会准确地描述，当他们感到愤怒、妒忌、抑郁或怨恨时，他们做了什么。相似地，现实治疗师要求他们去描述这样的情境：他们什么时候选择了其他行动；当选择了更有效的行动时，他们感觉如何。即使是一些看起来不那么严重的问题，准确记录它们发生的时间也可以带来改善。当一个人保持准确地记录（包括具体吃什么、时间如何度过、钱都花费在了哪些方面），对于想要减重、更好地控制时间、更有效的预算就会变得更加容易。这些费力的作业聚焦于来访者对整体行为中最为直接可控的部分（行动）的认知和知觉。

而一些更为严重的问题，比如说轴Ⅰ和轴Ⅱ当中的疾病，现实治疗师所采取的原则是，现实疗法是一个心理健康系统（mental health system），而不仅是一个用来治疗可诊断的心理疾病的系统。问题被视为是当下的且进行讨论，大多数时候强调的是当前的行为。然而，大部分的治疗时间会聚焦于来访者的心理健康，即使比起无效和病态的行为，其有效和健康的行为没有那么明显。尽管现在已经不作为一种技术了，但格拉瑟在现实疗法的早期生涯中会偶然问一位精神病院里的病人："您是否愿意停止表演疯狂（acting crazy），让我和您说说话呢？"现实治疗师把来访者视为是部分困扰的，具备最起码的理智。在与访者谈论他们目前的心理健康行为时，治疗师要求他们描述自己的感受、自我对话，并最为强调他们的行动。即使是在精神病院里，现实治疗师也会与来访者谈论，当他们没有幻觉、不妄想、不分裂、不躁狂也不自伤的时候，他们会做些什么。

积极特征（比如说果断和利他行为）可以替代消极特征（比如说宣泄和其他伤人的行为）。换句话说，来访者越多地选择积极特征或有效行为，那么他们就越少会产生伤人、暴力或其他不为社会接受的行动、思想和情绪。

在 WDEP 系统中字母 D 所代表的关键问题是：

你在做什么？（WHAT ARE YOU DOING？）

这一简短有力的问题带有一定程度的复杂性，使现实疗法与其他疗法相左，甚至是冲突。这里每一个词对于理解和运用现实疗法都是非常有用的。

"什么"（WHAT）意味着要具体和精确。现实治疗师就像一台摄像机，准确地记录下来访者的具体行为，强调行动并观察行动的个性而非共性。尽管"描述一下通常的一天"这样的问题有用，但更好的问题是"你昨天具体做了些什么"。治疗师会帮助来访者描述在一个限定的时间框架内发生的事件。在家庭治疗中，家庭成员们会精确地描述：谁说了什么，怎么说的，争吵发生在哪里以及其他的相关细节。这样的讨论可能包括："你们最后一次愉快相处是什么时候？"聚焦于行动的理由很明显：相比于思想和感受，人们对于自己行动的控制更加直接。矛盾的是，虽然人们更容易意识到他们的思想和感受，但是这些元素却不如行动那么容易改变。

　　"在"（ARE）意味着强调当前或最近的行为、与现在有关的过去行为以及过去成功控制的选择。对过去无效行为无休止的讨论，会导致来访者过分强调对失控行为的知觉，并将其置于过分重视的位置。1998 年，在位于科威特的第一届（现实疗法）认证周上，斯蒂卡·侯赛因（Siddiqa N.M.Hussain）说："过去是一个跳板，而不是吊床。你不会仅仅因为掉进水里就淹死，淹死是因为你一直留在水中。"正如许多其他的心理治疗理论一样，现实疗法看起来似乎也包含了其创立者威廉·格拉瑟的自传。"在"意味着聚焦于当下。在格拉瑟的传记中，罗伊（Roy，2006）宣称，格拉瑟对于他的早期人生经历保持沉默，他说："不论我秘密的过去是什么，它都将一直是一个秘密"（p.55）。罗伊之后记录，这一对于当前的强调"成为了格拉瑟思想的基础之一，而且可能是他对于传统心理疗法的第一个真正突破"（p.87）。在描述了健康的人际关系和当前行为的关联之后，罗斯和高德瑞（Roth & Goldring，2008）宣布："重访痛苦的过去对于我们现在所需要做的事情没有什么贡献，我们现在要做的是改善一段重要的当前关系"（p.14）。

　　强调当前行为（即 WDEP 系统中字母 D 的内容）并不仅仅是出于方便。费纳伊尔、米切尔、哈伯和戴恩（Feinauer, Mitchell, Harper and Dane，1998）发现，那些遭受过虐待的女性幸存者，其成年生活有一个特征："吃苦耐劳"（hardiness）。他们将这一特质视为一种高水平的承诺、控制和挑战。从选择理论的角度来看，这意味着追求愿望、实现权力和成就，要强调当前的愿望和需求。

"你"（YOU）意味着强调来访者对其行为的控制，而非对他人行为的不可控。遭受环境、历史或他人伤害的来访者总是想要讨论无法控制的行为。有经验的现实治疗师会温和地带领来访者去讨论他们的选择、可能性、希望和目标。

"做"（DOING）意味着讨论一个行为的所有方面——行动、思维、感受和生理，但是强调最为可控的成分。

聚焦于"你在做什么？"的治疗干预逐渐发展，接下来可以讨论的问题包括："你人生的方向是什么？""你在向着哪里前进？""假如你继续现在的行为，它将把你带向何方？""你在朝着那个你所想要的方向前进吗？"这最后一个问题蕴含了自我评估的种子。

探索自我评估

WDEP 中字母 E 所代表的关键问题是：

你现在所做的对你有帮助吗？（IS WHAT YOU'RE DOING HELPING YOU？）

你想要的是可实现的吗？（IS WHAT YOU WANT ATTAINA-BLE？）

现实疗法的基础是建立一个安全的环境，让来访者在其中感觉自在，并自发地自我揭示。通过共情的原则，现实治疗师努力去看来访者看到的世界，同时去理解来访者如何看待周围世界中的自己。有经验的治疗师会更进一步，他们认为来访者并不是外部世界操纵的客体，而是可以改善生活方向并做出更多有效选择的主体。最重要的是，他们将来访者视为当前选择的决定者。

通过帮助来访者澄清、定义和表达他们现在的愿望和需求（包括已满足和未满足的）以及当前的行为，现实治疗师可以帮助来访者执行一个大胆和透彻的自我评估。这一任务，就像整个现实疗法一样，看上去似乎很容易；但格拉瑟（2005b）认为自我评估称作是现实疗法的核心。自我评估的过程，是现实疗法最具代表性的干预方法，是一个必要条件，是行为改变之前的一个必要步骤。伍伯丁（1990，1991，2008a，2008c）将自我评估称作治疗程序拱门的基石。如果移走这块基石，拱门就会瓦解，变成一堆碎石。

自我评估并不是选择理论的创新。乔治·华盛顿曾说："每一个人都是自己兴趣或关注点的最好的评估者……错误一旦被发现，就意味着改正了一大半。"亚伯拉罕·林肯曾说，"你不会朝一个士兵开枪来让他进步"，这里隐含的意思是自我评估会比只使用外部评价有效得多（Wubbolding，2009a，p.20）。关于自我评估在现实疗法中的地位，我们已经说得够多了。将现实疗法应用于管理时，皮尔斯（Pierce，2007）说："只有当员工信任自我评估且不断进步时，他才会展现在工作方面的特殊才能"（p.50）。在描述教学的课堂干预策略时，霍格伦（Hoglund，2007）强调要问学生这样的问题："你

遵守纪律吗？""你做的事情违反了纪律吗？"理森查（Richardson,
2001）在一些通过反社会行为来挑战成年人的青少年身上使用现实
疗法，他声称这些个体已经习惯于收到来自别人的对其行为的评价，
相反，他们却没有学会这一重要的生活技巧，即自我评估。在格拉
瑟的演讲里，他频繁地描述快乐的人们花时间评估自己的行为，而
不快乐的人们总是花时间评价他人的行为。

谈到现实疗法的理论与实践当中自我评估这个核心部分时，
伍伯丁（1998）强调针对自我评估的问题应当直接而准确。治疗师
不能假设自愿来接受帮助的人们已经对自己的愿望和行为进行了评
估。许多人想要得到某个结果，却没有意识到他们的行为是无效的。
他们没有把自己的优质世界与其行为联系在一起（图 4.1）。只有
当人们认为自己的行为没有用，愿望也不可能达到，并且意识到他
们可以控制自己行为的时候，改变才有可能发生。

有效的自我评估，其基础是来访者的自我评估和由治疗师提出
的相关问题。通过这一互动过程，来访者可以对他的整体行为、优
质世界以及选择系统中的其他元素做出具体的评价。

自我评估的种类

自我评估是现实疗法的核心内容，是现实疗法拱门的基石。根
据现实疗法的观点，只有当一个人对其行为系统、愿望世界或知觉
范围内的某些东西进行评估，并认为感到不满意的时候，改变才有
可能发生。伍伯丁、布里克尔、罗伊和阿尔‐拉什迪（Wubbolding,

Brickell，Loi and Al-Rashidi，2001）检视了 22 种自我评估，他们认为："自我评估是帮助人们更有效地进行选择的有力工具。做出改变是基于我们有一个内在判断：有一条更好的生活道路可供选择"（p.36）。他们补充道，一位熟练的现实治疗师会以流畅而灵活的方法工作，并且提出许多与情境紧密相关的中肯的问题。这些问题会帮助来访者检验现实疗法的各个部分：优质世界、整体行为和知觉系统。

1. 整体行为的方向和目的。"你生活的整体方向让你更接近自己的目标，还是远离目标？""它使你更接近你生命中重要的他人，还是使你远离他们？"

2. 选择。"你认为你可以控制自己的行为？""你认为你可以控制他人（如孩子、伴侣、朋友、下属、经理）的选择吗？""对你来说，你做过的对你特别有帮助的选择是什么？对你或他人没有帮助的选择又是什么？"

3. 具体行为：有效还是无效。"你现在的具体行为是在帮助你，还是伤害你？""有什么行为是你一直在做却使你变得更糟，不能达到目标的？""你的具体行为使你与周围的人产生联结，还是拆散联结？"

4. 与规则相关的具体行为。"你目前的行动是否与某个组织的规则或政策相冲突？""与你的行动涉及的法律是什么，你是否有任何行为触犯法律？""你现在的行动是否会使你免于麻烦？"

5. 具体行为：可接受还是不可接受。"在你周围的人看来，你目前的行动是合理的还是不合理的？""你的行为是否触及了任何默认的规则？"

6. 思维行为：有效还是无效的自我对话。"'我不能改变'，'他们会阻止我的'或者'虽然对我有伤害，但我会一直这么做'，这些话如何影响你对行为改变的努力？""这样的自我对话如何削弱你的行动？""它如何影响你身边的人？""如果你一直悲观（或乐观）地进行思考，会使你离周围的人越来越远还是越来越近？"

7. 信念系统。"你对人性的信念，使你的生活更为丰富还是贫乏？""你对于家庭角色的信念，对你家庭的和谐是有所增进还是削弱？"

8. 情绪行为：有帮助还是有伤害。"你的积极（或消极）的情绪，是吸引人们还是把他们推开？""愤怒、怨恨、耐心和宽容对于你的生理／健康有什么影响？

9. 来访者的最佳利益：增进还是减少他们长远利益的具体行动和想法。"你的选择带来的短期收益，如何增进或削弱了你的长期利益？""驱使人们远离你（或吸引他们靠近你），使你变得更强大还是更虚弱？""这一过程是如何影响你的长期利益的？"

10. 高质量还是低质量的行为。以质量作为标准。"你的行为对你的工作质量和人际关系有什么影响？""你对组织、班级和家庭的关系质量有何贡献?"

11. 生活增益。有时候,某个具体的行动可能不会即刻令人满意,但仍然会使我们的生活增益。"你现在的生活目标和行为选择,是增进还是削弱了你的整个生活风格?"

12. 运用组织的目标衡量行为。因为人总是在组织中生活和工作,所以询问组织和个人的目标之间是否一致十分有用。"你想从工作中获得的东西与组织机构的利益是一致的吗?"

13. 愿望:现实的或可获得的。在非自愿的来访者中,这一形式的自我评估占据核心地位。当来访者渴望一个明显不可能的目标时,现实治疗师可以问:"在不久的未来,你的愿望有可能实现吗?"

14. 愿望:对个体、他人或组织有益还是有害。乍一看,优质世界中的一切愿望都是令人渴望的。然而,现实治疗师会帮助来访者澄清实现愿望所带来的利益。"在短期或长期的基础上,你的愿望真的会给你带来最佳利益吗?"

15. 愿望:精确定义以致可以引起持续的行为。"如果你有一个清晰的愿望,你的行为会有什么不同,或者在哪方面会做得更好?"

16. 愿望是绝对诉求、极度渴望,还是仅仅只是希望。"哪个愿望是你觉得'没有就活不下去',哪个愿望是'如果有了那也挺好'?""哪个是最重要的,哪个最不重要?"

17. 知觉：观点是增益还是削弱的。"一是你对自己局限的内部知觉，一是你认为他人如何看你的外部知觉，当你把两者进行比较时，你对自己是公平的吗？""如果你将杯子看成是半满，会对你有什么帮助呢？如果看成是半空的呢？"

18. 知觉：控制点。"考虑到你的优点和局限，哪些是你能控制的，哪些是不能控制的？""你能控制谁的行为？""你的成功和困扰，有多少是你自己造成的？"

19. 价值观与行为：一致还是不一致。"你描述了你的价值观和原则以及你认为什么是重要的，那么，让你的行为符合这些价值观有多重要呢？""在什么情境，你会违背自己的价值观呢？"

20. 承诺等级：足够稳定以实现想要的结果。"你现在的承诺等级可以搞定这件事吗？""如果你说'我会试一试'，这足够完成你的目标吗？"

21. 行动计划的评估。"如果你执行自己的计划，你的生活会如何改善？""如果你不执行这个计划，会发生什么呢？""你的计划是否简单、可执行、可测量和直接，是由你控制的，并且你是否承诺执行你的计划？"

22. 专业上的自我评估。这一程序是现实疗法实践的基石，也用于治疗师的行为评估。使用现实疗法的督导会要求其实习生进行自我评估——通过问自己这些问题："我在多大程度上促进了我的个人和专业成长？" "我所提供的服务品质，对于公众和我的雇主是否是可接受的，对于雇佣我的机构呢？" "我可以如何改进我的服务品质？"

现实治疗师的临床经验证实了伍伯丁（1998）的至理名言："作为人类，我们的内在都有一种特征，我称之为对于没用行为有种不灭信仰"（p.196）。如果什么行为没有用，我们就会重复更多次。比如说，如果朝一个孩子大吼大叫没有用，我们就会叫得更加大声和频繁。有多少人经历过随手乱放车钥匙、眼镜或重要的论文？固执和持续地寻找，往往没有结果。人们之所以不停地重复无效的行为，是因为没有看到更好的选择。一个更有效的行为需要从行为提箱内找到一个可替代的选择，或者让行为轿车改变行驶方向。如果我们能坐下来，然后问自己"这真的有用吗"，这将非常有帮助。如果答案是"不"，那么就可能出现一个替代性的选项，而在寻找更好的行为的同时，那个无效的行为就可能被放弃了。

自我评估作为评判

自我评估并不仅仅是对行为的描述，这一过程的核心是一种由治疗师推动的内在评判（judgement）。来访者会因此重新建构他们的思考方式，而这是形成符合需求的行为的先决条件。这种深思熟虑绝不是临时的和随意的，它是来访者心中一个持续的过程，直到成为一种习惯。就像逆水行舟，自我评估的技巧在于反复评估一个人的有效行为，以免旧的行为再次出现。许多来访者对这一过程有类似的表达："这很难，但我会坚持下去。"治疗师帮助来访者进行自我评估，可以直接询问他们，某种行为是有益还是有害、令人满意还是差强人意、灵验还是失灵。然而，这一过程看似简单，却具有一定的迷惑性。学习现实疗法的人们往往会跳过这一极其重要的过程，过快地从"你在做什么？"跳跃到"你的计划是什么？"

D（行动）和 E（自我评估）是摆在来访者面前会说话的两面镜子，它们会提出这些问题："告诉我你在做什么，这是否对你有用；告诉我你想要什么，得到它是否对你有益？"或者"如果你仍和以前一样，你的生活会有任何改变吗？"最后一个尖锐的问题是面对感到无力和绝望的来访者的利器。它相信来访者拥有做出更好选择的力量。很显然，现实疗法对人性有着正面的假设，并相信只要展现出可能性，来访者就能发现他们以前从没想过而适合他们的选择。

自我评估的等级

自我评估是一种思考行为，其目的是思考选择理论中的每一个元素。但它又不只是反思、冥想和观察，它是一个评价过程。就像所有的评价过程一样，它是由多种不同的洞察水平组成的。有些人缺乏内在的洞察功能，对于他们来说，如果有外部观察者清晰地评价其行为的无效性和毁灭性，将会是非常有帮助的。比如说，尽管有监控摄像头，许多银行劫犯还是毫不伪装，也不去研究一条适合的逃跑路线，甚至没有一个收藏赃物的有效计划。由于这些犯罪嫌疑人在自我评估方面的无能，FBI 已经劝告他们另找别的工作。药物滥用者会评估自己的行为并得出结论，认为药物对他们是有好处的。学生在考试前或做作业时拖延学习，也往往是不充分的自我评估的结果。

当然，个体并不是凭空进行自我评估的。信息是愿望和需求得到有效满足的基础，因此，根据信息的充分程度，在协助人们自我评估时有不同等级的洞察和评判水平。

等级一：几乎没有信息的自我评估

美国的创建者都知道，由他人提供的、缺少信息的自我评估会导致自我毁灭。假如每个政府部门成立后没有彼此制衡，那么美国政府会在革命之后很快完蛋。假如没有协同验证（co-verification），就给一个自认为"胜任的心理学家"颁发心理学执业证书，那会是一个很古怪的政策。很多高中的驾驶教练遇到觉得自己是驾驶专家的 16 岁学生，后来却发现他们需要学习如何发动车子和停车。

很多婚姻家庭治疗师都会碰到这样的已婚人士，不论男女，都觉得自己耐心、好脾气、有同情心、节俭、对孩子充满了爱；而其伴侣则是苛求的、没有耐心和不宽容的。当与另一位伴侣谈话时，治疗师就会发现这个故事有两面性。有经验的治疗师会帮助来访者在自我评估的过程中更加谨慎。他们帮助来访者用新眼光看待自己的行为，并形成一个新的视角。对于一个不是经历了 30 年，而是把同一年经历了 30 次的人而言，没有什么是不知道的了。治疗师那些聚焦于自我评估的问题，可以帮助来访者把每一年都变得比前一年更好。

等级二：基于信息和知识的自我评估

当进一步了解自己的行为和愿望之后，人们就会进入一种更精细的自我评估水平。学习了心理学课程之后，个体会产生一个判断，要得到执照还需要大量的知识。学习了复杂的驾驶技术之后，16 岁的学生也对自己有了更准确的评价。当伴侣中的一方历数另一方的行为——吝啬而不是节俭，急躁而不是耐心，无情而不是怜悯——其结果就是之前是缺乏信息的。当人们接受了信息，他会衡量其重要性和相关性。单独的信息并不确保会发生改变，但乐意改变可以导致更好的人际关系，这也是现实疗法的卓越目标。

等级三：基于反馈和标准的自我评估

信息、反馈和标准是最高水平的自我评估的基础。心理学专业的学生通过了法律规定的考试。驾驶教练通过给学生展示"纠错反馈"，帮助他们提高驾驶水平，并确保他们通过考试。在婚姻治疗中，现实治疗师帮助伴侣以可接受的方式给对方反馈，并帮助他们接收和评估这些反馈，如果这些反馈有用的话，便听从之。

自我评估是心理健康发展过程的一部分。这是一条从消极和无效行为通向积极和有效行为的道路，前者特征是"我放弃"、消极征候和消极习性，后者特征是"我会去做"、积极征候和积极习性（见图 4.1）。在意识到自己"走丢了"或者"这和我要去的方向不一样"之前，一个朝着错误的方向开车的人是不会停下来的。"我现在的行为没有用"这样的自我评估是改变的先决条件。熟练的现实疗法在他们的行为提箱里有一系列的问题，用来帮助来访者评估他们的行为，做出评判，并为行动计划打下基础。

自我评估：案例

下面的案例阐明了自我评估的原理如何应用于来访者。

卢，17岁，他因为行为过激而被转介给治疗师。卢无法适应学校，经常逃课，曾经因使用非法药品被拘留。治疗师帮助他明确了几个愿望：不被干涉、取消缓刑、和父亲而不是和母亲一起生活。治疗师协助他仔细地描述了当前的行为，以及成年人如何教训他、惩罚他，没完没了地威胁他。治疗师请他评估自己愿望的可实现性，他的行为对于满足愿望的有效性以及他的自我对话"没人会告诉我应该做什么"。假如卢意识到他现在的行为和想法是无效的，正在将他引向毁灭，那么治疗师就可以帮助他制订改变计划。

谢尔比，38岁，他曾为一个建筑承包商工作，现在被解雇了，并且放弃了找工作，每天花六七个小时看电视或上网。妻子强迫他来拜访现实治疗师，并说他过量饮酒。现实治疗师强调了谢尔比的抑郁感和无力感，并问他，"哪些行为是你可以去做并会让你感觉更好些的？找工作是最明显的，但还有其他的至少暂时可以让你感觉安慰的选择吗？"有时候，对待来访者的无力感最好的方案是，有效地满足他们对于归属感的需求。现实治疗师也许会帮助谢尔比和他妻子评估他们在一起的时间，并且计划一些要求投入很多精力的活动；这些活动是创造性的，并且在执行过程中没有争执、抱怨和批评。

对于卢和谢尔比的案例，上面所描述的仅仅是如何运用自我评估的一个掠影。将 WDEP 系统应用于这些个案，我们还有更多的方法。

间接的自我评估

直截了当的问题是自我评估过程当中最为流行的手段。然而，一个微妙的自我评估可以使来访者将问题外化，从一个不同的角度去看待它。这是一种从埃里克森（Erickson）及其后继者那里借来的技术，包括比喻、叙事或故事。比如说，治疗师可以说，"你的情况让我想起另一个曾面临相似挑战的人"，然后讲述一个类似的问题，却有一个欢乐的收场，这给来访者带来了希望，因为听到有其他人已经做出了有效的选择。这也促使来访者去审视自己的行为，看看它是促进还是阻碍了事情的进展。伍伯丁（1991）描述了可以在自我评估过程中使用的若干比喻：重复地在同一个地方寻找丢失的车钥匙；不停转动汽车的方向盘；不停地对着孩子大叫；西西弗斯的神话（有罪的西西弗斯被罚不停地把石头推到山顶，这些石头顺着山滚下来，然后他又要再把这些石头推上去）。这些以及其他许多比喻都可以与 WDEP 中的自我评估元素结合起来。

自我评估的充分性

现实治疗师经常被问到这样的问题："自我评估就足够了吗？来访者的外在世界起到什么作用？外在世界如何左右来访者的评判？"在完美世界中，或者如果人类以一种天真无邪的状态出现，他们可以自由地只选择真、善、美，那么每个人的自我评估都不需要限制，也不需要他人的信息就可以成立。

只有来访者执行的内部评判或自我评估，才能导致真正的改变。

然而，这样的评判并非独立于家庭、雇主、组织和社会的准则。因此，个体自我评估的质量并非只依赖于自身的内部标准，也包括他人的标准和期待。要求来访者评估那些与他们的愿望和内部标准相左的行为，这只是一个开始而不是决定性的。家庭、雇主和组织建立了一些质量标准。汽车公司的员工希望自己可以获得更多新技能，以便可以达到工作的要求。这些质量指标也许和同行业的其他公司是不同的。不同文化背景下的父母会为孩子制定出不同的行为准则。为了帮助来访者评估自己的行为，现实治疗师需要运用他们所处的环境中业已建立的准则。

伍伯丁（2000a）说：

自我评估的三个不同等级证明了它是一个基于信息层面的发展过程……这强调了自我评估不仅仅是对于优质世界的异想天开，是无凭无据、天真无邪的想法，它还包括了来自执行标准环境中良师益友的信息和反馈……当来访者、学生、员工、专业人士对自己的生活进行持续、大胆和透彻的自我评估时，他们的行动会变得更有效，而后能够决定如何让生活更加真诚。（p.150）

制订改变计划

WEDP 系统中字母 P 所代表的关键问题是：

你的计划是什么？（WHAT IS YOUR PLAN?）

当来访者决定改善他们的生活，并制订计划去满足愿望和需求时，他们的心理健康就会得到提升，或者说会从消极特征变成积极特征（图 4.2）。现实治疗师会协助来访者制订计划，并向其说明成功计划的特征：$SAMI^2C^3$。

- 简单（Simple）：不要太复杂，要容易理解，并且与来访者的发展水平相适应。
- 可实现（Attainable）：不要好大喜功或超出能力范围。来访者应该看到计划的现实性和可行性。
- 可测量（Measurable）：不要模糊或抽象。来访者应当可以回答这样的问题："你何时会去做它？"
- 即时性（Immediate）：不要有无谓的拖延。有时候，来访者会在治疗会谈中对计划进行排练。
- 参与性（Involved）：治疗师不会把来访者独自抛下，而是要适度参与到计划当中。
- 由计划者控制（Controlled by the planner）：不是依赖于他人的行为。由来访者自己调整计划的执行。
- 承诺性（Committed）：不是"我试一试"或者"大概吧"，计划是坚定和确定的。
- 持续性（Consistent）：或重复性，不是异想天开或一时的冲动。大部分有效的计划都是经常重复的，直到它们都成为一种习惯。

治疗师通过简单却富有技巧的提问点出 SAMIC 特性，在这样的帮助下，来访者开始自己制订出最有效的计划。有些来访者，尤其是处在咨询早期阶段的来访者，自己不愿意或不能制订出计划，这时候就需要治疗师和他们共同去制订一个计划。

在治疗联盟牢固的时候，治疗师可以随时提出具体的战术上的计划。他们很少对来访者战略上的计划或整个人生方向提出建议。只有来访者清晰地感受到自己想要改变的愿望，并且意识到自己之前的行为没有帮助，这时治疗师所发起的计划才最有效。伍伯丁（2000a）写道："初学者，甚至是有些经验的现实治疗师会经常犯一个错误，即很快地将计划强加给一个不情愿或有阻抗的来访者，或者满足于以家长式作风给来访者出主意"（p.151）。

治疗师制订计划时的用语包括了机智和谨慎的提问语言，这些语言要与所觉察到的来访者的接受能力和准备程度相吻合。一个太冒进的行动计划会使来访者产生阻抗，而有礼的逐步提问，比如"您是否可以……"，则往往能够被来访者接受。在合适的时候，现实治疗师可以紧接着提出"您是否会……""您是否愿意……"。

现实疗法之 WEDP 系统的应用

现实疗法主张进行适度的实证研究，在许多有心理问题的来访者身上都证明了其有效性。它还被广泛应用于儿童、青少年和成年人的身上（W.Glasser，2000a；N.Glasser，1980，1989）。只有治疗师本身的技巧和创造力会限制这一疗法的应用。在现实疗法看来，人类行为并不是处于静止的状态。它们被分为一系列的选择：有效的或无效的，有益的或有害的，生产性的或毁灭性的，促进心理健康的或损害心理健康的。甚至精神病患者仍保留了一定程度的选择能力。尽管他们患有精神病，但其行为提箱里并没有完全排除选择积极行为的能力，至少有时候他们会这样做。现实治疗师帮助来访者建立他们的"理智"行为，去扩展、扩大他们的成功行为。因此，不论这一行为构成了一个适应性问题、反社会行为、消极习性，还是精神疾病，现实治疗师都会在不忽略问题行为的前提下，花费大部分的治疗时间跟来访者讨论当前问题的替代选择。

现实疗法作为一个系统，不仅应用于心理健康的问题，它的应用范围还扩展到关系（Ford，1979）、教育（Greene，1994；Gilchrist Banks，2009；Parrish & Parrish，1999；Sullo，2007）、灵性（Roy，2005）、家庭教育（Buck，2000；Primason，2004）、幼儿虐待康复（Ellsworth，2007）、司法（Myers & Jackson，2002；Pierce & Taylor，2008）以及自助领域（Britzman，2009）。

选择理论与现实疗法的语言

尽管存在文化差异，但所有人类仍然是通过语言来交流的。这一原则并不能反驳人类的许多交流都是非语言的这一事实。然而，语言在所有人类互动中占据了核心地位，特别是心理治疗中。选择理论和现实疗法的语言反映了我们的一个尝试——希望使用通俗易懂的语言给公众带来心理健康。

内在控制的语言

温斯顿·丘吉尔曾经说道，语言是唯一永恒的东西。假设来访者深受治疗师的每一句话的影响，尽管有些自以为是，但是积极关注的语言确实可以促进来访者的自我揭示。而且，内在控制的语言可以使来访者认识到，他们比自己原来想的更有控制力。当来访者说"我自己要这么做"而非"他让我这么做"，或者说"我很生气"而非"你让我很生气"的时候，他们就在让自己变得更有力量，把自己调整到一个更有效能的状态。在谈论外在控制语言的有害性，以及进行取而代之的基本原理时，格拉瑟（1999）提出了这样一番理论：

外部控制的语言总是有害并且会摧毁关系，而关系对于成功和幸福是必需的。外部控制的思维模式对于全人类而言都是一场瘟疫。

选择理论（以及现实疗法）则是另一番面貌。它的语言永远都不是专横或控制的，它总是试图以一种令双方都满意的方式去工作。比如，开放、公平和非强制的协商是这一理论实践者的一贯选择。他们会倾听、支持、抱持、宽容并且有耐心。

语言之间的差异是惊人的。外部控制语言只会对紧张的局势火上浇油。这些语言常常带有应当、必须、不得不，以及"如果你不做就惩罚你，如果做就奖励你"这样的威胁。选择理论（以及现实疗法）的语言帮助我们与别人一起解决问题，而外部控制语言则只会加剧问题。（pp. vii - viii）

在他们关于内在控制语言的极其有用的执行手册中，作者将这些技巧运用在教养、爱情、婚姻、师生关系和雇佣关系当中。他们警告，

把自己从小就熟练的语言系统换成另外一种新语言并不容易……你会发现大部分人都被迷惑了。这不意味着人们反对选择理论，而是大部分人根本不知道它的存在。（p.107）

清晰而简单的语言

自从 1965 年威廉·格拉瑟创立现实疗法以来，选择理论和现实疗法的原则已经得到扩展和显著发展。从一开始，这一理论的观点就很清晰，语言也是通俗易懂的。格拉瑟与伍伯丁（1995）写道：

在选择理论的形成和发展时期，伍伯丁和格拉瑟就有意识地决定使用简单易懂的词语。归属、权力、乐趣、自由、选择、愿望和计划，这些简单的词语的选用都不是偶然的。这一努力的令人愉快的结果是，心理健康的基本理论迎来了新的听众。然而，这种去神秘化和易理解的概念也是一把双刃剑，现实疗法的原则实践起来比理解它要困难得多。（p.302）

格拉瑟和伍伯丁认为，发展一套针对现实疗法理论和实践的特定语言，是一条简单但很有魅力的道路。但这样的方式只会使理论神秘化，竖起门槛将那些最需要心理健康知识的人拦在门外。更重要的是，格拉瑟（2005a）将心理健康作为一个公共的问题。一开始，他就努力教育他人：人类是可以做决定的，并且可以为之负责（Glasser，1960，1965）。对许多人来说，这样的观念是希望之源，它增进了人们的自信、自尊、内在控制感和人际关系。

相对简单的语言也许会使学习者认为选择理论是简单肤浅的。有些人甚至错误地认为，选择理论不能解决什么问题，因为它太过强调个人选择，而忽视了外部力量。简单的语言会增进来访者的力量感，同时也可能让他们错误地认为自我调整是容易的。然而，在威廉·格拉瑟学院，即先前的现实疗法学院，训练一位治疗师需要18个月的时间，这当中包含了工作坊与实习课。伍伯丁（2000a）说道："使用现实疗法和选择理论的透镜去审视这个世界，需要付出时间和努力，并试图忘记先前习得的技能，它们常常干扰现实疗法的有效性"（p.165）。

　　用来描述现实疗法和选择理论的语言，在保持容易理解的同时，也逐渐地发展和变化。因为这一理论自身也在不断地扩展、改进和发展。它最早出现在 20 世纪 60 年代早期的文图拉女子学校。格拉瑟（1972）提出的现实疗法发展到了现在的 WDEP 系统。1996 年，格拉瑟将控制理论改名为选择理论，以便强调人类行为的内部来源。

　　非专业术语的应用使现实理论流行起来，但矛盾的是，它在专业领域并未得到太多注意。许多非心理学、咨询、社会工作、精神病学出身的人发现，现实疗法是一种非常合理的看待人性的方式。然而，直到现在，一些专业人士还没有看到选择理论的深奥与复杂之处，也没有发现许多得到证明的现实疗法的应用。但是，越来越多的研究已经证实了选择理论和现实疗法的可信度。

　　另一些人宣称现实疗法忽略了环境和社会影响。比如说，默克多（Murdock，2004）说到，

　　现实疗法的缺陷是忽略了社会对行为的影响。现实疗法似乎并不把这些现象放在眼里。格拉瑟也许会说，从众现象是因为你尚未清醒、做错选择，而不是社会力量的魔法。（p.273）

　　事实上，现实疗法强调的是人生当中可控的部分。制订计划来改变外部环境、增进社会正义、改变不公平的规则，这些与现实疗法的实践是一致的，与公共心理健康的目标也是一致的。

在治疗中提问

弗洛伊德提出，释梦是通向无意识的康庄大道（Luborsky，O'Reilly-Landry，& Arlow，2008）。选择理论与现实疗法也有其康庄大道——通向内在控制的道路。现实治疗师使用的最直接的途径就是有技巧的提问。这些提问围绕着 WDEP 系统中运作的五大人类需求、优质世界、整体行为、知觉等元素。这些问题帮助来访者获得内在洞察、了解关系、制订计划和解决方案。这些提问实现了四个目的：

1. 进入来访者的世界。和来访者一起探索，了解他们想要从家庭、工作、同事、自己以及治疗师那里得到什么，这个过程表达了对来访者的尊重，并使治疗师成为来访者优质世界的一部分。合乎时宜的提问是促进治疗进展的先决条件。它们建立、保持并加强治疗联盟。它们增进了共情，却绕过了无止境地反映来访者虚弱情感的陷阱。对于来访者"我很沮丧"的陈述，可以用问题"你想感觉好些吗？"来替代传统的"你今天感觉很无力"。

2. 收集信息。在摄入面谈中就会有很多提问，而随着治疗关系的发展，现实治疗师会将问题调整到相应的水平。在询问来访者关于自我评估的问题时，要先收集他们如何分配时间的信息。这些问题可以帮助来访者拥有更好的洞察力：别人想从他们身上获得什么？别人如何看待他们的行为？有什么障碍在妨碍他们？现实治疗师一般会问这样问抑郁者："你昨天是如何度过的？"以及"看6小时电视对你抛开抑郁是否有帮助？"但是，收集信息并不是提问的终极目的，它只是下一个更重要步骤的前奏。

3. 给出信息。在提问的时候，治疗师并不能预见来访者是否获得了重要的信息。通过询问来访者："你昨天做了什么来满足自己的归属需要？你有没有哪怕向一个人求助来减轻你的痛苦？"治疗师向来访者传达了有力的信息："你有选择，你的生活可以改善，你的烦恼不会一直持续，你比你想象的拥有更多的控制。"来访者通常会接收这些信息，然后，通过关系过滤器和价值观过滤器来过滤它们（见图 4.1）。他们可以看到自己的行动和感受之间的关联。他们了解到自己的愿望和整体行为是相连的，认识到自己比之前所认为的拥有更多的选择，这一切都会让人充满希望。

4. 帮助来访者采取更有效的控制，做出更明智的选择。通过准确的提问，现实治疗师协助来访者澄清他们的动机——他们对爱、归属、权力或内在控制、自由或独立以及乐趣的需求。来访者学会将其知觉聚焦于行动而非感受，否则可能会使改变的过程减速或受阻。这一层次的提问帮助来访者评估他们愿望的可实现性、行动的有效性、自我对话的有益性，而所有这些都是在为行动计划打下基础。

特别想改变的人也许会愿意听从比他们更聪明、更强大的人的建议。但是，对于缺少这种意愿的来访者，现实治疗师要帮助他们像照镜子一样观察自己的行为，并用 WDEP 系统中的行动（D）和评估（E）过程来评估这些行为。一个艺术性的、有目标的问题可以帮助来访者明确他们的愿望与其需求联系起来，并制订出 SAMIC 计划。温伯格（Weinberg，1985）提出"水牛的缰绳"（buffalo bridle）原理，即"你可以让水牛做任何你想让它做的……如果它想去做的话。"

总而言之，现实疗法对治疗师建立信任关系的技巧予以至高无上的地位，来访者必须将治疗师视为一个熟练、渊博并且有帮助的盟友；而强调自我评估的 WDEP 系统则为心理健康工作者提供了一系列的实用技巧。这些技巧不仅仅是共情和倾听，还有合乎时宜的提问——引出界定清晰的愿望、描述精确的整体行为、直截了当的自我评估以及现实可行的计划。对于我们，一个核心问题一直在回响：现实疗法真的有用吗？它有效吗？这当中有没有什么行为是无效的？

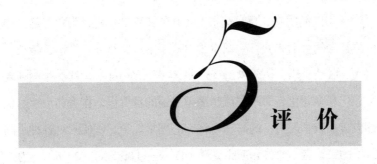

5 评价

CHAPTER FIVE

　　本章提供了一些支持现实疗法的研究样例，特别是与文化议题有关的。这些研究表明选择理论和现实疗法是普遍适用的。伍伯丁和布里克尔（Wubbolding and Brickell，2000）强调，目前现实疗法在各种环境都有研究，包括心理健康、教育、药物滥用与行为矫正等领域，而且是在不同的文化中。因此，我们若要进行讨论，就需要一个切实可行的"文化"定义。

　　《韦氏简明案头百科全书》（1995）将文化定义为："某一团体或社会的生活方式，包括思维方式、信仰、行为、习惯、传统、仪式、服装、语言、艺术、音乐和文学"（p.160）。在一个越来越全球化和多元化，即时交流越来越普遍的世界里，作者和治疗师们都应该加紧学习更多的心理咨询和心理学理论，以便应对各种不同背景的来访者。弗鲁和斯比克勒（Frew and Spiegler，2008）认为，

　　当代心理治疗的理论与实践中，正在发生一个重要的转变。在此时此刻跨入这一领域，是一个令人激动同时充满挑战的行为。美国的人口结构正在迅速变化，而这些变化反映在那些因为心灵困境而寻求帮助的来访者身上。（p.1）

　　专业的心理治疗，尤其是现实疗法，在全世界各种文化中都是可以接受的。

文化议题

在助人专业中，最受关切的往往是弱势群体和"文化差异者"（例如非白人）的心理健康。尼基（Negy，2008）宣称，很多研究多元文化的作者断言，因为心理学是在西欧和北美发展起来的，这些理论对于其他的文化背景并不适用。他引用苏和苏（Sue and Sue，2003）的话："有效的多元文化治疗意味着，使用与来访者的种族、文化、道德、性别和性取向等背景相一致的方法，并据此来制订治疗目标"（p.17）。然而，尼基又补充道："就目前而言，所有关于心理原理和治疗方法只适用于白人而非其他种族的言论都缺乏具体的证据"（p.14）。他强调治疗师考虑来访者的种族背景这一专业做法十分重要。因此，尽可能多地了解来访者的文化背景及其价值观是治疗师的职责所在。"致心理学者关于多元文化下心理学教育、训练、研究、实践、组织改变的指导意见"（美国心理学会，2002b）称，"我们鼓励心理学者承认多元文化的敏感性、责任感和知识储备的重要性，并理解不同种族和民族中的个体"（指导意见第2条）。而指导意见第5条宣称："在咨询和其他心理学的实践中，心理学者应当努力运用合乎文化背景的技术。"

北美少数民族群体

随着北美少数民族群体的增多，他们对于心理健康服务的需求促使专业人员提高意识和技术，以更好地为他们提供服务，而这些个体和群体的行为、价值观以及世界观与不少治疗师都存在巨大差异。现实疗法是一种非常有用的工具，因为这一技术几乎可以用于任何一位来访者。它的基础理论（选择理论）是对于人类本质（包括动机、行为和知觉）的一种阐释。它是普遍适用的，因此没有文化上的限制。现实疗法的应用有以下一些例子，但不仅限于此。

非裔美国人

在与非裔美国人工作时，法乔斯和尼基（Fajors and Negy，2008）提出，既然成功的治疗需要一个值得信任的治疗联盟，种族问题在治疗之初就应该成为讨论的议题。对于一些来访者而言，不论种族差异本身是否构成一个议题，它都可能会产生一种障碍，而这个障碍是可以通过讨论来解决的。作者提醒各位治疗师，非裔美国人往往是因为婚姻、亲子关系和自尊问题来咨询的。对于宗教的忠诚在他们当中占有特殊的地位。法乔斯和尼基宣称："在非裔美国人中发现，对于宗教和教会的忠诚往往意味着良好的家庭关系、更少的婚姻冲突，就青少年人群而言也有更好的适应"（p.171）。他们又补充道，如果年老的非裔美国人经常去教堂，他们会有更长的寿命。在选择理论看来，这是因为灵性和信仰及其内涵是他们优质世界和需求满足的一部分。这一活动似乎满足了归属、权力或内在控制、自由和乐趣这些基因需求。从现实疗法的 WDEP 系统（愿望、行动、评估和计划）视角来看，在尊重个体差异的基础上，治疗师可以帮助来访者澄清他们的灵性追求，甚至鼓励他们建立与宗教之间的联结。

威尔逊和斯蒂斯（Wilson and Stith，1991）提供了若干为非裔美国人咨询时有用的原则：社会支持系统，它给个体提供力量；有差异的价值观，比如说强调分享、灵性以及尊重长者；克服交流障碍，来访者因为不能以治疗师的方式说话，可能会导致其表达时十分犹豫，这样的沉默都可能会被曲解成阻抗和不合作。科里（2009）补充道，所有助人者都需要通过一个诚挚和真诚的考验。有效的现实治疗师会询问来访者，他们想从自己周围的世界中得到什么，他们觉得自己和家庭、社区是如何联结的，他们和身边的人对周围世界的感知有何不同，以及他们在需求满足碰到障碍时是如何应对的。这些努力都是为了增进治疗关系，并通过诚挚和真诚的考验。

从奥康吉（Okonji, 1995）的研究中似乎也可发现，现实疗法满足了上述的先决条件。在一项针对就业培训中男性非裔学生的研究中，奥康吉比较了现实疗法和以人为中心治疗，结果发现他们明显更喜欢现实疗法。奥康吉、奥索克和普鲁斯（Okonji, Ososkie and Pullos, 1996）证实了现实疗法和其他一些指导性疗法对于少数民族咨询具有一定的必要性。他们得出结论称："如果有机构或咨询项目要培训为少数民族来访者服务的人员，那么他们必须考虑多样化的治疗模式，尤其是像现实疗法这样的指导性方法"（p.337）。

波多黎各人

莫拉勒斯（Morales, 1995）声称，对于波多黎各人，现实疗法是一种例外起作用和有效的模式。现实疗法的理论和实践都非常适合应用于波多黎各文化，莫拉勒斯描述波多黎各文化的特征有：对他人负责——尤其是在家庭中，如果没有尽到义务，就会有一种罪恶感；期待问题可以迅速解决——因为，就像莫拉勒斯所说的"我们衡量一个人成就的方式，就是看他是否能尽快得到结果"（p.13）；对缺点的认同——正如感恩导致利他倾向，缺点也会增加人们的联络；决策上的保守主义——正如谚语中说的那样："现在知道的不幸，好过以后知道的不幸。"波多黎各人在冒险方面是非常谨慎的。莫拉勒斯还把这一社会结构中许多集体的进步和稳定归因于他们谨慎的决策过程。最后一个特征是忠诚与友好——很多时候，个人的兴趣都会让位于他人的需要。

尽管关于现实疗法对于波多黎各人的效果的研究还不多，阿尔博纳和魏瑞拉（Arbona and Virella，2008）提出，"不论是短程团体的行为治疗和认知行为治疗，还是个体的认知行为治疗和人际心理治疗，在美国波多黎各人和本土波多黎各人身上都是有效的"（p.120）。他们指出治疗联盟是成功治疗的基础。

WDEP系统作为一种简洁的方法，有经验的治疗师使用其帮助波多黎各来访者构建优质世界中的愿望（包括与他人的亲密关系）。治疗师也意识到，像自我评估这样的认知过程并不是一时的冲动，也不是改变生活的小小决定——而需要悉心制订行动计划，不能操之过急，需要深思熟虑。

与文化多样性相关的现实疗法特质

现实疗法适用于美国的各种亚文化群体：非裔美国人、西班牙裔、女性、男同性恋、中东人、亚洲人、美国原住民、太平洋岛民，等等，因为它具有一些内在的特质。

- 简洁。来访者往往都希望尽快看到效果。尽管现实疗法并没有提供魔法般的解决问题的方式，它却可以在短时间内让来访者获得一种内在的自我控制框架。尽管曾经被错误地批评，被认为是一种肤浅的问题解决方式，但随着管理式医疗的到来，它现在已经取得了显著的地位。

- 尊重来访者。在使用 WDEP 系统时，治疗师在协助来访者定义、澄清和达成他们的愿望的过程中，展示出了对来访者的尊重。询问来访者想从治疗中、从身边的环境中以及从自己身上要什么，显示了治疗师将其看成是有价值的个体。

- 内在控制。一些处于亚文化群体中的个体感到自己被歧视、被排斥在机会之外、与主流社会脱节。因为现实疗法基于强调自我选择的内在控制理论，所以很有可能让人得出结论，即现实治疗师会去"责怪受害者"，但是在实践中并没有观察到这一点。现实疗法的真正目的是使来访者变得有力量。通过澄清他们的愿望，并制订具体的行动计划，之前感觉到空虚的来访者会因此获得一种内在控制感。他们也开始将控制点由外部转向内部。正如莫拉勒斯（1995）所说，"当人们认为他们对自己的行动负有责任……他们便不再注意他人随意的观点，转而评估自己的哪些行为是错误的（无效的）"（p.6）。

助人行业中一种主流趋势是，要求治疗师能够处理文化差异，并且能够使用基于实证的方法。威利和戴维斯（Whaley and Davis，2007）在描述基于实证的方法和文化胜任二者的联系时说："实证支持的治疗方法，其共同元素有：治疗是短期的、聚焦于当前和问题解决、强调技能训练、重视咨访关系、布置家庭作业"（p.572）。现实疗法包含了以上全部元素，它对少数民族群体适用，事实上对所有来访者都是适用的。

玛雅·安吉鲁（Maya Angelou，2009）曾说："人类的相同点比不同点要多。"选择理论解释了我们相似的原因，而现实疗法则创造性地帮助治疗师在独特性和多样性方面与来访者产生联结。

国际应用

研究和培训项目已经证实了现实疗法具有的多元文化性质，来自多个国家的现实疗法协会也证明了这一点，这些国家有：澳大利亚、加拿大、哥伦比亚、印度、伊朗、日本、肯尼亚、韩国、科威特、马来西亚、新西兰、新加坡、南非，还有一些欧盟成员国：波黑、克罗地亚、芬兰、德国、英国、爱尔兰、斯洛文尼亚。每年来自各国的代表们都在国际会议上交换意见，讨论他们现在的研究项目，并学习选择理论和现实疗法在各个文化下的改编版本。选择理论背后的原理以及理论本身具有普遍性，因为它们解释了人类的行为并且提供了促进心理健康的工具。根据个体人格、交流方式和文化特征的差异，这一理论的应用方式千差万别。比如说，日本人对于选择理论的应用往往比美国人要更委婉。直接询问一位日本来访者"你想要什么"，这会被认为具有一点的侵犯性。因此，更合适的问法是"你在寻找什么"或者"你在探求什么呢"（Kakitani，2009）。相似地，相比较北美文化，新加坡治疗师询问家庭成员对来访者处境有何印象会显得更有用。德国人在学习选择理论的时候会表现出对"控制"和"权力"等词语的关注。权力最好被描述为力量（德语 starke）、效能或威力（德语 macht）、能力或控制力、好像能够（德语 konnen）（Imhof，2009）。有些治疗师会直接地使用现实疗法，有些人则会加入很多的思考和变通。有些治疗师牢牢地坚持内在控制的语言，有些人则会使用来访者的语言，并且逐渐引导他们转化为内在控制的语言。伍伯丁（2000a）说："现实疗法这一传输系统，根植于选择理论，却又千变万化"（p.160）。

研究证据

对于现实理论的普遍误解之一是，认为它缺乏证明其有效的研究证据。尽管还需要更多的研究，但现实疗法在很多背景下的有效性已经得到证明。在学校中，在成瘾项目中，针对服刑人员、不良少年，针对各种心理问题，特别是针对多元文化群体，现实疗法都得到了研究。

刑事司法

· 在南斯拉夫还是社会主义国家时，罗吉科（Lojk，1986）在斯洛文尼亚发起了一项针对刑满释放人员的超过 12 年的追踪研究。他发现有 69% 的人完成了再社会化，15% 的人完成了部分再社会化。剩下的 16% 失去了联系或者没能完成再社会化的过程。罗吉科说：

> 我们发现这样的结果非常激动人心。但遗憾的是，一些有影响的人并不同意我们的观点。他们非常怀疑社工所收集的数据的真实性。这些怀疑者承认那些被释放的犯人已经不再盗窃，也放弃了滥交；他们开始自食其力，养活家人；也不像从前那样频繁更换工作；和警察之间没有冲突；不再需要任何心理或精神科的帮助。但是，怀疑者们用以下的问题来质疑我们的方法和结论：“这些有前科的人看起来不错，但是谁知道真实情况呢？”“他们内心觉得幸福吗？”“这是否意味着这种行为矫正方法破坏了他们生活的意愿？”从这里你就可以看出人们对于整体行为的一些误解。（p.30）

叛逆的青少年：集体之家

约翰·杜威学院是一所位于马萨诸塞州巴灵顿市的收留叛逆青少年的寄宿学校，那里有一个不那么一致的、具有挑战性的现实疗法变式（以学习为中心的）取得了显著成功。根据科拉波勒塔、戈

登和考夫曼（Collabolletta，Gordon and Kaufman，2000）的研究："在
进入集体之家之前，25% 的学生曾经在医院待过至少 2 个月，75%
曾经被视为精神疾病患者，50% 曾被视为潜在的精神疾病患者被治
疗"（p.42）。他们的诊断包括：注意力缺陷多动障碍（ADHD）、
品行障碍、对立违抗、药物滥用和反社会障碍。布拉特、科拉波勒
塔、戈登和考夫曼（Bratter，Collabolletta，Gordon and Kaufman，
1999）报告，在 313 个学生中，25% 的人毕业了，剩下的 75% 得到
了父母许可，回归家庭。他们报告称："两个关键的数据是，毕业
的学生全部考上了理想的大学，当中有 80% 的人完成了高等教育"
（p.11）。布拉特（2008）宣称："自从 1987 年以来，每一届毕业
生都上了大学……2006 届学生除一人之外都上了优秀学生榜，他们
最低的平均分达到 3.3"（p.2）。出于特定的利益，也伴随着一些
争议，约翰·杜威学院严格地拒绝使用精神治疗的药物，他们断言：

　　人格和情感障碍很少被药物治愈，也没有药片可以教会我们自
尊，治愈有害的自恋、不诚实和反社会行为。因此，我们在约翰·杜
威学院避免使用精神药物，并且把无药治疗视为可行的治疗目标。
（Bratter，Esparat，Kaufman，& Sinsheimer，2008，p.22）

　　他们特别表彰了 2008 届的一些学生，他们考上了布兰迪斯大
学、欧柏林大学、莎拉·劳伦斯学院和芝加哥大学。他们强调这
一有争议的系统为未来研究和评价不同人群提供了保证。

集体之家：加拿大魁北克

马考特和比洛多（Marcotte and Bilodeau，2007）与魁北克青少年中心的科学研究团队（与拉瓦尔大学联合）一起，报告了现实疗法在四所集体之家中长达五年的有效应用。经过高强度的训练，青年工人的拘留事件（physical restraint incident）从 396 起下降到了 23 起。研究者还观察到"团队（年青工人）的心理和生理健康都提升了。为数不多的病假原因是有几位工友烫伤了……许多的工友都获得了更多的成功，工作时也更快乐了"（p.1）。

不良少年

在中国香港，针对不良少年使用现实疗法，结果显示了显著的自尊提高和不负责任行为的减少。通过自我报告和哈德逊问卷（the Hudson Inventory），参与者显示出在遵守纪律、解决问题、交流技巧等方面都有显著提高。钟（Chung，1994）记录了一个令人印象深刻的事件：两个来自治疗团体的男孩，拒绝了与同一寝室的其他 12 孩子一起逃跑。他们在考量这个逃跑计划之后，讨论了如何去选择合适的行动。他们声称，他们决定把在现实疗法团体中学到的那些原理付诸实践。

参与者的自我报告显示了他们的行为发生了改变，包括自我理解、对家庭的感恩、自信和问题解决技能都有所提高。最终，令人惊讶的是，有 65% 的来访者希望团体治疗会谈从 12 周增加到 20 周（每周一次）。

控制点

费纳提（Finnerty，2007）针对选择理论关于控制点和自尊的培训项目（共有 30 个小时）进行了调查，有 30 名 25~44 岁的成年人参与了都柏林政府资助的社区就业项目。这个项目旨在帮助失业者和社会边缘个体获得工作经验。调查比较了内在控制与他人控制、命运或机遇控制。培训前后的数据分析显示，参与者内在控制和总体自尊的分值都有显著提高（在 $p < 0.0005$ 水平上）。费尼蒂宣称，"内在控制和总体自尊得到显著提升这一假设……得到了支持"（p.34）。

韩国的研究

一直以来，对于现实疗法最为广泛的研究都来自韩国西江大学的金（Rose-Inza Kim）教授。从 1986 年到 2006 年，她促成了 250 项对于现实疗法的研究。金和黄（Kim and Hwang，2006）对 43 个关于自尊和控制点的研究进行元分析后发现，与控制组相比，实验组有 23% 的成员提高了他们的自尊，28% 的成员在内在控制量表上得到了更高的分数。研究者得出结论，现实疗法和选择理论"对于提高自尊和内在控制是有效的"（p.29）。他们又补充道："这一研究将有助于构建一个基本的模式，研究和发展使用现实疗法和选择理论的团体咨询项目"（p.29）。

心理健康工作者：马来西亚

马来西亚心理健康学者贾斯明·祖索、马哈茂德和莫哈德·伊沙克（Jazimin Jusoh，Mahmud and Mohd Ishak，2008）研究发现，只要考虑到来访者的不同信仰和背景，现实疗法就是普遍适用的："东方文化中强调亲密关系、权威导向、大家庭结构、依赖彼此、忠诚、集体主义、和谐、情绪控制和保守主义这些特点，这与西方的个人主义文化是完全不同的"（p.11）。最主要的调整在自我评估的过程，它要求在个人牺牲与集体和谐之间取得平衡。

高中教室

哈因土和沃因克（Hinto and Warnke，2008）在一所位于郊区的高中里开展了一项研究（仍在进行中），研究选择理论和 WDEP 系统对于平均成绩近似的新生的影响。他们将一个班的学生按照成绩匹配，平均分到三个小组当中。三个小组的对比显示，运用了现实疗法和选择理论的班级，发生了 29 起不尊重、打扰、讲粗话的事件，但是其他组的老师则报告了 95 起同类事件。这项研究仍在进行中，现在得到的初步结果倾向于鼓励教师们在课堂管理中运用现实疗法。

在校生支持室

帕萨尔、莫因、韦斯特和王（Passaro，Moon，Wiest and Wong，2004）针对 6—8 年级的学生，研究了现实疗法对在校生支持室（in-school support room）里应用的效果。根据加州教育法典，这些学生符合情绪失常的标准："行为表现出一种或一种以上的特质，持续时间长，程度明显，反过来对教育表现又有不利影响"
（p.505）。这里的学生都达到了注意力缺陷多动障碍（ADHD）的
标准。大部分学生也符合对立违抗障碍（ODD）的标准。作者写道，

我们测量的结果来自三个方面：一个学年以来，日常行为评定
成绩的变化；与上一学年相比，暂时停学人数的变化；学生参加通
识教育课程的时间量的变化（p.508）。结果显示，他们的日常行为
评定成绩平均提高了42%，他们参加通识教育课程的时间也上升了
62%。而且，他们暂时停学的人数减少了12%。在总结这个研究时，
帕萨尔（Passaro，私人交流，2009—10—30）说："现实疗法得到
了与对立违抗倾向的年轻人工作的专业人士的广泛认可，它是能够
成功治疗具有对抗性人们的少数高度有效的方法之一。"

慢性心理疾病：轶闻

虽然算不上是科学研究，但以下的轶闻描述了现实疗法的影响。
讲述者威特（Witt，私人谈话，2008-9-30）在一个心理健康机构工作，
他为那些被国家或州政府认为的"有慢性或持续性精神疾病"的人
（也就是一些需要依靠社会福利的人）提供服务。精神疾病意味着
一种实质上影响到思维、情绪、知觉、适应或记忆的疾病，并且严
重地影响患者的日常生活。威特的许多来访者都已经在精神病院中
待了15年以上，或者作为送入寄居机构前的最后机会而被纳入她
的项目中。

在她的年度审查中，威特的督导写道："尽管我们没有对患者们进行对照研究，但是现实疗法的使用已经使他们的生活显示出实质性的变化"（Witt，私人谈话，2008-9-30）。威特描述了一个被法院认为是"无药可救"的个案，自伤是她的家常便饭，在 6 个月中进了 5 次医院，而且最近一个月内去过精神病医院。她接受现实疗法的结果是，她没有被送到社会上的福利机构，并且自伤行为的频率和程度都有所下降。她对孩子的教养技能得到了提高，住在自己家里的几个月内没有打孩子。

威特的另外一个个案，原来被认为是一个完全爽约的人。治疗师被告知，这位来访者甚至从来都不会来面谈。来访者相信自己被恶灵附身，她能看见恶灵，并且受着"鬼压床"（night paralysis）的折磨。她长年使用药物并酗酒，身陷不安全的性行为中不能自拔，并忽略自己的孩子。自从她接受现实疗法近 12 个月以来，她饮食有度已经 6 个月，也远离了不安全的性行为。尽管有时仍会谈到恶灵，但她认为自己的行为更有效了，并且儿子有一半时间是与她在一起。在一年的疗程中，她只错过了一次约定。

内在动力

本章的研究和应用侧重于现实疗法的有效性和普适性。此外，其他一些研究也证实了选择理论的基本原理（比如，强调人类的内在动机而非外在奖赏的价值）具有的效度。戴奇（Deci，1995）提供了一个基于内部动机的研究，更准确地说是关于人类需求系统的研究。戴奇宣称，他的研究"表明了是内部动力，而不是外部的奖赏促成了个体的创造力、责任感和健康行为以及持续的改变"（p.9）。比如说，他的研究显示，那些觉得某项任务有趣的学生，比那些为了报酬而完成任务的学生，更有可能坚持到底。在描述自我决定理论（self-determination theory，SDT）时，赖安和戴奇（Ryan and Deci，2008）说道，人类"对自主、能力和联结有基本的心理需求，这些需求的满足对于最佳发展和心理健康至关重要"（p.190）。对人类动机的这种定义似乎与需求的选择理论系统十分类似：自由（自主）、权力（能力）和归属（与他人的联结）。他们补充道："许多心理问题的病因都在于成长过程中需求的动力系统被抑制或阻断，而且心理治疗的基本原理也都是基于此"（p.190）。

两种研究

在本章提到的所有研究中，没有哪一个研究设计是完美无瑕的。在笔者的概念中，"完美的设计"是一个矛盾的词语。每一个研究都是有限的，也都有可批评之处。但无论如何，这些为数不多的研究，可以说明现实疗法得到了广泛传播与应用。伍伯丁（2000a）写道：

　　有两种研究：理智的研究（cerebral research）和饱含热情的研究（fire in the belly research）。前者包括许多关于任一课题或学科的科学研究，这些研究假定任一理论的支持者都有责任实证地演示和证明他们的系统……（然而），能让读者信奉现实疗法的原理和技术的并不是这类科学实证主义的研究，最有说服力的材料是那些饱含热情的研究。

　　当治疗师亲眼目睹来访者保持了哪怕一项显著的行为变化，或者过上了一种以健康和有效选择为特征的生活，他就会相信这种理论和方法的有效性，并且在使用它时也更有信心。当然，在现实疗法或其他任何治疗中，这种"热情"和信念都不足以创造一个有效度的系统。但是，这样的个人经验却可以产生实证研究的愿望。只有实证研究才能提升理论的价值，并在业内树立起声望。这些关于现实疗法的研究文献证实了它是一个可信的系统。此外，2008年，来自欧洲心理治疗协会（以前叫欧洲治疗师联盟）的认可，也证明了现实疗法是一个有科学效度的模型。这一认可的重要影响将在第6章展开说明。

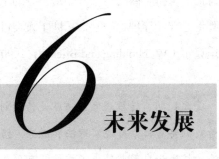

6 未来发展

CHAPTER SIX

现实疗法一直都和威廉·格拉瑟的名字联系在一起。作为现实
疗法的创立者和主要建构者，格拉瑟将以一位先驱的身份留名于这
一领域的历史：他不仅领导了自己的研究机构，还鼓舞了其他心理
咨询师和教师的工作。他相信人们可以选择自己的行为，并且人们
是被当下的动机所驱动，而不是由外力迫使去行事的；秉持这样的
信念需要坚持不懈的努力和始终不渝的承诺。与此同时，现实疗法
与其他心理治疗理论一起，拓展了人类可以达到的范围。伍伯丁和
布里克尔（Wubbolding and Brickell，2000）说，

毫无疑问，传授现实疗法就是传授创立者的思想，但这并不意
味着我们要盲目崇拜现实疗法和威廉·格拉瑟学院。其他人对现实
疗法的扩展和应用也作出了贡献，有几个重要的事件指出了现实疗
法的未来方向。这个系统的宽广程度是远超个人魅力的。（p.65）

格拉瑟学者计划

为了巩固研究基础，增加现实疗法的可信度，威廉·格拉瑟学
院采纳了爱默生·卡普斯·迪恩（Emerson Capps Dean）的提案，
这是一名来自位于德州威奇托福尔斯市中西部大学（Midwestern
University）的学者。共有16名大学教授被选定参与选拔以接受全
部认证过程的奖学金，这个奖金包含工作坊的学费和实习费用。这

些参与者必须承诺，为了增加现实疗法的可信度，他们需要执行可发表的研究。这些学者们来自各个专业领域，包括心理学、咨询和社会工作，并且都受雇于美国和澳大利亚的大学。

欧洲心理治疗协会：认可

在现实疗法发展的过程中，最为显著的一步就是取得了来自欧洲心理治疗协会（EAP）的认可。欧洲心理治疗协会成立于1991年，旨在把心理治疗组织团结在一个共同的协会当中。8年来，在经验丰富、富有领导力，来自斯洛文尼亚的会长利昂·罗吉克（Leon Lojk）的带领下，欧洲现实疗法协会（EART）已经为现实疗法得到欧洲心理治疗协会的认可做好了准备。在一次位于阿尔巴尼亚首都地拉那召开的会议中，欧洲心理治疗协会认可现实疗法是一种经科学研究证明有效的心理疗法。在这次会议上，欧洲现实疗法协会被认证为一个泛欧组织（EWO）。要得到这个认证的先决条件，就是必须有科学实证研究的证明，并且在六个欧洲国家都有心理协会。欧洲现实疗法协会在波黑、克罗地亚、爱尔兰、芬兰、大不列颠和斯洛文尼亚等国家均有组织（Lojk, 2009；Wubbolding, 2009b）。

下一个，也是最终等级的认证出现在布鲁塞尔的会议上。在那里，欧洲心理治疗协会正式承认欧洲现实疗法协会成为全欧荣誉组织（EWAO）的一员。在这次会议上，在斯洛文尼亚会长利昂·罗吉克的领导下，准备充分的欧洲现实疗法协会专门委员会，在全欧组织委员会（EWOC）的 30 位委员面前做了最后的陈述。陈述者包括来自利昂·罗吉克以及其助手博巴·罗吉克（Boba Lojk），来自英国的约翰·布里克尔（John Brickell），以及来自爱尔兰的亚瑟·邓恩（Arthur Dunne）和吉米·伍兹（Jimmie Woods）。在罗吉克的报告结束后，专门委员会被要求离开了房间，由全欧组织委员会成员做出他们最后的决定。当现实疗法的专门委员会再次回到房间时，迎接他们的是热烈的掌声！

除了颁发现实疗法的证书之外，这一认可还允许欧洲现实疗法协会为完成培训的学员颁发欧洲心理治疗证书（ECP）。为了获得欧洲心理治疗认证，候选人必须拥有人文或社会科学的本科学历（或同等学历）；获得现实疗法认证；从事心理治疗实践；完成为期 3 年的现实疗法训练项目，项目包含 300 课时的理论课，170 课时的治疗技术课程，1 150 小时与来访者的实践时间，200 小时的督导，以及 250 课时的个人治疗和个人发展体验。

这一事件的重要性在现实疗法的历史上是难以估量的。这是一个来自主流学界的具有历史意义的认可，它将现实疗法的声誉提高到了一个新的水平。欧洲现实疗法协会代表了欧洲 41 个国家，包括 27 个欧盟成员国的 120 000 位治疗师。它拥有 28 个国家联盟组织和 18 个欧洲心理治疗协会，并且是世界心理治疗委员会（World Council for Psychotherapy）的成员之一。它也是欧洲委员会中具有咨询地位的一个非政府组织。这一认可同时也代表了罗吉克多年来稳健的领导、专门委员会和许多现实疗法组织努力的顶峰。

洛约拉马利蒙特大学

位于洛杉矶的洛约拉马利蒙特大学与威廉·格拉瑟学院两年来的对话——关于保留格拉瑟博士所做的工作和计划选择理论和现实疗法的未来，最终促成了威廉·格拉瑟学院去研究公共心理健康的规划。洛约拉马利蒙特大学研究所的目标是促进、研究和探索心理健康的意义，将其作为一个公共问题。研究将把重点放在12个领域：心理咨询与治疗，关系，优质学校，商业与管理，儿童权益保障，司法与矫正，志愿精神与奉献，成瘾行为，暴力、虐待与创伤，健康与幸福，教牧与信仰传统，世界和平与全球关系。

其他的创造性措施包括：在大学、员工培训中渗透选择理论及其实践，设立研究公共心理健康的教授职位。这些富有挑战的未来目标与大学的任务是一致的，并且是从威廉·格拉瑟学院的任务中延生出来的。领导这一有远见的项目的是心理系主任谢丽尔·格瑞尔斯（Cheryl Grills）和特别项目协调员布拉德利·史密斯（Bradley Smith）。

选择理论与现实疗法的国际期刊

自 1981 年始，拉里·力特瓦克便创立了《现实疗法期刊》，并担任主编直到 2010 年。1997 年，随着国际投稿者数量的上升，编辑在杂志的标题上添加了"国际"两个字。《国际现实疗法期刊》的宗旨是"围绕内在控制心理学的概念，特别强调现实疗法和选择理论成功运用方面的研究、理论和发展"。大约有 10% 的文章是研究，其余的则围绕着应用、专业问题和技能发展几个主题。2010 年，主编托马斯·派瑞西（Tomas Parish）将刊物更名为《选择理论与现实疗法国际期刊》，并在网上出版。

强调实证研究：几个建议

由于现实疗法更多是被治疗师而非学院派采用，因此实证研究的数量不尽如人意。尽管如此，正像第 5 章所展示的那样，支持现实疗法的研究数量正在增加。在总结现实疗法在学校中的 6 项研究时，墨菲（Murphy, 1997）提出了以下建议：

- 开展控制更为严密的对于现实疗法的研究；
- 收集实证的证据（在学校里，测量的变量应该包括：年级、出勤情况、测验成绩和行为检查清单）；
- 确保"所有评估者或观察者都接受过专业训练，并且胜任他们的具体工作"（p.19）；

- 主张"进一步的研究应该在纵向上长达一个学年"（p.19）。

这些建议旨在满足心理学家需要遵守的伦理规范。根据《心理学家的伦理守则和行为规范》（APA，2002）中 2.04 部分的内容："心理学家的工作应当基于本学科已有的科学与专业知识之上。"

这位作者还提出了更具体的建议，敦促研究者在进一步研究之前去考量：

- 在研究现实疗法的有效性时，应当强调 WDEP 系统的真正应用，那些现实疗法的派生系统或扭曲形式都不应当作为真正的现实疗法。

- 研究报告应当包括使用现实疗法者具有的受训时长。威廉·格拉瑟学院发起了一个为期 18 个月的现实疗法训练和认证项目。也有一些研究是由受训时数不足的人所带领的，研究设计上这一禁令应当被明确指出。

- 因为许多冲突和困扰需要来访者花一段时间去改变他们的想法和行动，所以一项研究应当设置足够的时间以保证信度。认知 - 行为治疗师常常说显著的变化需要 16 次会谈才能产生，尽管现实疗法是一种独立的方法，却也常常被放在认知治疗阵营里。

- 许多现实疗法的研究都聚焦于格拉瑟（1990，1993）发展的优质学校理念和传输系统。然而，正像伍伯丁（2000a）所说的那样，"对学校教职员工的培训是零散、不规律和不连续的"（p.233）。整个学校的教职员工应当至少对选择理论、WDEP 系统（愿望、行为、自我评估、和计划）和"领导管理"有所了解（比如说现实疗法如何在教室中应用）。而教职员工的核心团队应当通过现实疗法认证的训练。

- 随着对各种心理治疗的研究越来越多，研究结果所揭示的信度也在增加。更多的研究应当聚焦于学校里的行为事件、学业成绩、惯犯错误、药物滥用和精神疾病等方面。罗吉克（1986）领导的对有前科者的基线研究（bench mark）应当被重复，类似的还包括青少年行为不良（Chung，1994）、欺凌行为（Kim，2006）以及药物成瘾（Honeyman，1990）的研究。

为了增加现实疗法的信度，持续推进这一疗法在学校和代理项目中的运用，应该有独立的研究者参与进来。独立的评估过程可以避免"主队总是赢"这样的批评，即自主研究（self-studies）往往倾向于得出自己想要的结果。

展望未来，2009 年，在苏格兰爱丁堡召开的威廉·格拉瑟学院国际会议上，伍伯丁发表了一篇重要的演说。他叙述了为何要在主流的心理学、咨询、社会工作、司法和其他大学课程中教授和传播现实疗法。假如现实疗法或任何其他疗法想要繁荣发展，必须要满足以下 5 个条件：

1. 拥有一个有着可信、综合的理论来支撑其传输系统。选择理论满足了这个要求。它对于心理健康的各个领域都是可理解的、可运用的，并且还适用于不同的文化系统。

2. 拥有一个实用的、能够和其他系统整合的传输系统。WDEP 系统满足了这一条件，它强调当下的愿望和行为，以及我评估和计划的主要内容，以此引导来访者通过透彻的自我评估来制订更细致的计划。现实疗法使人类行为的各个方面得以强调：行为、认知和感受。因此，在某种程度上，现实疗法与以人为中心疗法和认知疗法都有交界处。

3. 有这样一种组织，其中包括承诺和奉献的个体以及地区和国家的联盟。威廉·格拉瑟学院的主席、执行长官、培训总监和智囊团已经携手将现实疗法推广到除南极之外的每一块大陆。参与研究中心举办的国际会议的成员来自非洲、亚洲、澳大利亚、欧洲、中东、北美和南美。

4. 一个界定清晰、受人尊重且灵活多变的，由训练有素的培训师所带领的培训项目。1975 年，应参加训练课程的学员的要求，威廉·格拉瑟学院增加了一个认证项目。这个项目一直延续下来，不断进步并且取得了优势：它得到了欧洲心理治疗协会、格拉瑟学者计划以及洛约拉马利蒙特研究中心认可。指导者至少需要硕士学历，并且完成最少两年的相关培训，才能取得教授培训课程的资格。

5. 有效性的证据。尽管有更多的研究正在进行中，但现实

　　疗法已经显示出在广泛背景下的有效性。有一些研究在
第 5 章已有提及，另外一些见《现实疗法国际期刊》以
及其他资料（Wubbolding，2000a）。

　　选择理论和现实疗法最好被视为一种开放的系统，可以容纳许
多其他理论的原理和实践技术。它的未来发展毫无疑问会关注信仰
和灵性的需求，同时也会关注目的和意义的追求。而具体的自我对
话（包括有效自我对话和无效自我对话）的纳入，这一开放思路超
越了单独的对行动的讨论（Wubbolding，2000a）。而在知觉系统
中加入知觉控制点使得现实疗法成为一种内在控制系统（Mearns，
2008）。通过识别优质世界中愿望的紧迫程度，——将其扩展，则
使得选择理论具备了动机系统的概念。清楚地表达出具体的自我评
估内容有助于建立自我评估的中心性，并表明了选择理论是一个独
立系统。未来的研究者和实践者的任务将是，在保持选择理论和现
实疗法的开放性和承认其独特性之间做出平衡。

心理健康作为公共健康问题

　　根据来访者和治疗师的看法，现实疗法有两种基本的运用方式。
一般情况下，治疗过程会聚焦于帮助来访者矫正，或者是帮助他们
成长。通过询问来访者是否愿意放弃现有的无效行为及那些阻碍他
们目标实现，或者造成自我伤害的行为是有助于还是会阻止他们达

成目标，治疗的过程会聚焦于矫正和改变这些行为。而以成长为中心的现实疗法过程，则聚焦于来访者现有的力量，包括可以增强的、用以弥补缺陷的优点。询问过去或现在成功的选择，可以增加来访者的积极感受，并且满足其有关需求。因为许多呈现出的问题是基于关系的（即便是严肃的诊断情境当中），所以一种有效的方法应当包括谈论如何与那些生活中重要人物保持更好的关系。

将现实疗法作为一种以成长为中心的系统，格拉瑟已经显著地拓展了这一观点，即现实疗法不仅仅是一种传统的心理治疗。尽管格拉瑟以"现实疗法之父"著称，但是他的著作不仅影响了心理咨询的世界，更影响了教育、亲子、管理和督导等领域。格拉瑟最近表示，他所留下的遗产包括（甚至更为重要的是）他对于公共健康领域的影响（Glasser, 2009）。正如清净水源、吸烟危害以及其他许多公共健康问题，格拉瑟将心理健康也作为一个公共健康问题。和以往一样，他的观点总是富有争议性并且引发了热烈的讨论。他强调内科医生并不是教育者，而公共教育才是为社区带来心理健康的关键。在反对一味强调精神病的医学系统时，格拉瑟宣称"几乎所有公共心理健康问题的起因都是不幸福……譬如说，将近有半数婚姻会以离婚告终，而我们也知道有很多深陷不幸婚姻的人并不会离婚"（pp.15-16）。他补充道，不幸的关系正是人们控制他人的企图遭遇失败的结果。因此，抛弃外部控制的世界观，以选择理论取而代之，这是一条通往幸福并减少冲突的阳关大道。

更具体地说，由治疗师或非专业人士带领的学习选择理论团体小组作为一个教育程序，可以成为缓解冲突、增进幸福的有效措施，尤其是在家庭中。格拉瑟呼吁心理卫生协会、私人诊所、大学咨询中心和其他机构，尤其是公立学校要去学习选择理论以及如何使用它。他总结道，选择理论"很容易教，学起来也很有趣，而且大多数人都觉得它非常实用。"（2005a，p.34）

格拉瑟已经在他的演讲和最近的写作中表达了一个愿望，他希望能够在"公共心理健康"领域作出自己的重要贡献。但是，作者相信，格拉瑟更大的成就在于现实疗法的建立和发展，它是一种为心理健康而非专门为精神疾病服务的系统。

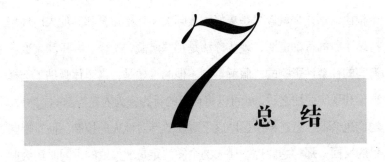

7　总　结

CHAPTER SEVEN

　　现实疗法，这种之前被视为属于创立者威廉·格拉瑟个人的疗法，现在已经更多地被视为一种思想系统或学派了。格拉瑟的不朽贡献在于，他为全世界正在为来访者寻求实用和实证技术的专业人士提供了理论基础，并激励和启发了他们的工作。他还进一步扩展了自己最初的想法，寻求使用现实疗法来加强人类关系，特别是运用在婚姻这样的亲密关系中。假如我们有一个目标，或者幸福有一个根由的话，那就应当是更好的人际关系。格拉瑟和其他人已经用持续不断的行动证明，现实疗法是那些潜藏在工作、娱乐和家庭中有害的社会性影响的一服解毒剂。他的设想是，当个体吸纳了选择理论和现实疗法之后，就可以将自己的行为视为内在控制的。然后，他们也会很乐意在伸出援助之手时，放弃对他人的控制。而这幅图景的反面，那种想要控制他人的企图注定是要失败的，同时还会制造不幸，并导致那些无效而有害的行为，如《精神障碍诊断与统计手册（DSM）》中所描述的那样。

　　作为外在控制心理学的替代物，由格拉瑟在其著作中表达的内在控制心理学（或曰说选择理论），与其传输工具——现实疗法中的 WDEP 系统（愿望、行为、自我评估和计划）是携手并进的。那些受到社会价值观影响的来访者，往往将当下行为的责任推至童年影响或创伤。有时他们还会将责任投射给周围环境，尤其是他人的强迫和外在的控制行为。而现实治疗师，在避免责备与批评的同时，帮助来访者专注于他们当下的愿望、行为和计划。通过治疗过程，来访者通常可以得到一个庄重而且经常是勇敢的，针对他们的愿望和可行性以及行为的合理性和有效性的自我评估。这个对现实疗法是否行之有效的持续评估，是一个必要条件（拉丁文，sine qua non），它可以通过许多问题来实现，比如："你现在的行动对你有帮助吗？""你现在的行动是在助人还是伤人？""你现在的行动能使你的愿望得以实现吗？""你的愿望是可实现的吗？""假如你的愿望得以实现，是有助于还是有损于你或他人的需求满足？""你告诉自己软弱无能，对你自己是否有所帮助？""负面的自我对话对你的人生方向有什么影响？""你的计划是可执行的吗？你在多大程度上照它行事了呢？"

　　作为一个系统，现实疗法现在既得到了实证研究的支撑，也得到了几乎世界各地睿智的治疗师的支持。持续不断的研究使现实疗法不断发展，还会吸引新的追随者和实践者。对于进一步研究的具体建议在第5章可见。

　　最后，在完成本书之际，我建议你回到第3章，检查一下你对于大学生努尔的行为的理解。你的解释是否变化了呢？你现在是否能够运用内在控制心理学的语言？你现在是否能运用选择理论和现实疗法来解释这一事件？最重要的是，你会如何运用WDEP系统来帮助努尔？

附录 1 探索需求

愿望的类别

A. 家庭

B. 配偶

C. 孩子

D. 朋友

E. 工作

F. 管理

G. 下属

H. 组织（宗教的、公民的）

I. 同事

J. 娱乐活动

K. 自己

L. 治疗师

每一类别可以问的问题

什么是我想要且正在接近的？

什么是我想要却正在远离的？

我有多想要它？

我愿意运用多少努力或精力去获得我想要的？

什么能够使我满足？

什么是我不想要却正在接近的？

在我想要的当中，其优先次序是怎样的？

我的承诺等级在哪个层次？

我如何看待那些愿望类别？

无论我想要与否，什么是我必须要完成的？

附录 2 关键术语表

选择理论（choice theory） 现实疗法的基础性理论，一种宣称人类行为源于个人内在而非外在刺激、环境或个人过去经验的内在控制心理学。人类的行为源于五大基因需求：生存或自我保存、爱或归属、权力或内在控制、自由或独立、乐趣或享受。

知觉世界（perceived world） 许多图像的集合，可能包括想要的、不想要的以及中性的图像。

知觉（perception） 来自外界的输入信息，是行为选择的结果；由知觉世界和知觉过滤器组成。

知觉过滤器（perceptual filters） 人类透过这个镜头来看待世界，并对它接收的输入信息进行评价。

优质世界（quality world） 具体的愿望和欲望以及有价值的人和事的心理画面之集合，也就是说，它满足了选择理论的五大基因需求。优质世界构成了动机的主要来源。

现实疗法（reality therapy） 20 世纪 60 年代，威廉·格拉瑟（医学博士）在精神病医院和矫正机构工作时创立的一种治疗系统。在这一系统中，治疗师要求来访者讨论他们当前的行为，目的是规划出更多可以满足需求的选择。这些选择旨在满足选择理论中描述的五大需求以及合理的社会期望。

有益的行为(tonic behaviors) 给人们带来亲密关系的行为。如果用在治疗中，它们会促进治疗联盟。

整体行为（ total behavior ） 由尚未满足的具体愿望所产生的行动、认知、情绪和生理的集合，行动和认知是其中最容易最直接控制的部分。所有行为都包含了四个成分。

有害的行为（ toxic behavior ） 在人类关系中创造出一个有害环境的行为。如果用在治疗中，它们会损害关系，阻碍治疗进程。

WDEP 现实疗法的操作程序，每一个字母代表了一套观念和概念以及相关的问题，用来帮助治疗师与来访者建立治疗联盟，并与他们的内在动机建立联系。W——愿望、知觉；D——行动（整体行来为）；E——自我评估；P——行动计划。

附录3 本书部分词语英汉对照表

1984 《1984》

2008 Olympics 2008 年奥运会

AB-CDE 总是有礼、坚决和热情

ABCs（with REBT） ABC 理 论（理性情绪行为治疗）

Achievement 成就

Addictions 成瘾

Adlerian theory 阿德勒理论

Affiliation 融合

African Americans 非裔美国人

Al-Rashidi, B. 阿尔 - 拉什迪

Angelou, Maya 玛雅·安吉鲁

APA Theories of Psychotherapy Series 美国心理学会心理治疗丛书

Arbona, C. 阿尔博纳

Arlow, J. 阿尔罗

"Attending behaviors," 专注行为

cultural differences and 文化差异与

Attitudes 态度

Auschwitz 奥斯维辛

Autonomy 自主

Axis I disorders 第一轴障碍

Axis II disorders 第二轴障碍

BASIC I.D. 多重模型治疗

Bateson, Gregory 乔治·贝特森

Beck, Aaron 阿伦·贝克

Behavior 行为

purpose of 目的

responsibility and 责任和

Behavior, the control of perception 《行为：知觉的控制》

Belonging 归属

Borge, Vitor 维克多·博基

Bratter, T. 巴特

Brauer, Debbie 黛比·布劳尔

Brevity 简洁

Brickell, M.J. 布里克尔

Buck, N. 巴克

Capps Dean, Emerson 爱默生·卡普斯·迪恩

James，William 威廉·詹姆斯

Jazimin Jusoh，A. 贾斯明·祖索

John Dewey Academy 约翰·杜威学院

Journal of reality therapy 《现实疗法期刊》

Judgment 评判

Juvenile delinquents 不良少年

Kaiser，Helmut 赫尔姆特·恺撒

Kaufman，S. 考夫曼

Key terms 关键词

Kim，R-l. 金姆

Kratochwill，T. 卡托奇威尔

Language，of choice and reality therapies 语言，选择和现实疗法

Language of external control 外在控制的语言

Language of inner control 内在控制的语言

Lazarus，A. 拉扎勒斯

"Lead management" 领导管理

Leaning theories 学习理论

Leben und arbeiten（love and work）爱和工作

Lincoln，Abraham 亚伯拉罕·林肯

Listening 倾听

Litwack，Larry 拉里·力特瓦克

Locus of control 控制点

Loi，I. 罗伊

Lojk，B. 罗吉科

Lojk，L. 罗吉科

Love 爱

Loyola Marymount University（LMU）洛约拉马利蒙特大学

Luborsky，E. 鲁波斯基

Lyons，Ken 肯·里昂

MacColl，L.A. 麦科尔

Mahmud，Z. 马哈茂德

Maniacci，M. 马尼亚奇

Maoist regime 毛泽东时代

Maslow，A. 马斯洛

Maslow's hierarchy of needs 马斯洛的需要层次

May，Rollo 罗洛·梅

McGoldrick，J. 麦戈德里克

Mead，Margaret 玛格丽特·米德

Mearns，J. 默恩斯

Mendelowitz，E. 孟德洛维兹

Menninger Foundation 门宁格基金会

Mental health，as public health issue 心理健康，作为公共健康课题

Mental Health or Mental Illness 《心理健康或心理疾病》

Mental health system 心理健康系统

Mental hygiene 心理卫生

Meriam-Webster Online Dictionary

推荐阅读

Glasser，W.（1998）.《选择理论》（*Choice Theory*）.New York，NY：Haper Collins.

本书将选择理论作为现实疗法的基础，对选择理论进行了详细阐述，它标志着理论名称从控制理论到选择理论的改变。对于学习现实疗法、想要了解选择理论之扩展方法的学生来说，这是一本基础读物。

Glasser，W.（2005）.《将心理健康作为一个公共健康问题》（*Defining mental health as a public health problem*）.Los Angeles，CA：The William Glasser Institute.

本书简要的讨论展示了格拉瑟的尝试——将心理健康重新定义为一种公共课题，并向精神药物的过度使用发起挑战。格拉瑟描述，选择理论的实施是走向更佳心理健康状态的康庄大道。

Wubbolding，R.（2000）.《21世纪的现实疗法》（*Reality therapy for 21st century*）.Philadelpgia，PA：Brunner Routledge.

综合和详细的现实疗法方法包括对选择理论的概述以及该理论的若干扩展。本书一个主要的贡献是对于跨文化心理咨询的应用：日本人、韩国人、非裔美国人、西班牙人、中国人，等等。WDEP系统对来访者进行授权，并为许多感到受伤害的来访者提供替代选择。这本书是用于多样性培训项目的一个基础性资源，比如在韩国、英国、科威特、新加坡和南非的培训。

Wubbolding, R., & Brickell, J.（2001）.《现实疗法的咨询》（*Counselling with reality therapy*）.Bicester, Oxon, UK：Speechmank Publishing.

这本书把现实疗法扩展到关系咨询、团体咨询和成瘾咨询领域。它不但阐明了针对阻抗的悖论技术，还解释了附加的技术，比如使用比喻、倾听主要问题和为来访者创造希望。

Wubbolding, R., & Brickell, J.（2001）.《如何找回你自己》（*A set of directions for putting and keeping yourself together*）.Minneapolis, MN：Educational Media.

这本实用的、随手可携带的自助资料可以供个体来访者、学生和团体使用。根据每个人的需求来制订具体的计划活动。本书提供了与消极的行动、思维和感受进行斗争的方法，可作为读者自助的工具，并可用于家庭成员。这本书可以通过威廉·格拉瑟学院连接上一个在线课程。

更多资源

Wubbolding.R.（2007）.《现实疗法 DVD》（*Reality therapy* [DVD]）.Washington, DC：American Psychological Association.

在录像中，罗伯特·伍伯丁为一位 40 岁的男人提供咨询，将 WDEP 系统应用于他身上。这个男人逐渐意识到他苛刻的交流模式对女朋友产生的影响。治疗师帮助他去定义和澄清他的愿望，评估他当前与女友的互动，制订具体的计划，以改善他的交流来增进其人际关系。治疗师还解释了如何将悖论技术、趋避困境整合进现实疗法。

Wubbolding.R.（2007）.《成瘾者的现实疗法 DVD》（*Reality therapy for addictions*［DVD］）.Available from http：//www. psychotherapy.net.

在录像中，罗伯特·伍伯丁为一位与成瘾做斗争的来访者提供咨询。因为伴随有抑郁症状，这位来访者很难从可卡因成瘾中恢复过来。这位来访者既合作又被动阻抗。本片中，乔恩·卡尔森和朱迪·刘易斯（Judy Lewis）与伍伯丁博士对于选择理论和现实疗法开展了详细的讨论。

威廉·格拉瑟学院（The William Glasser Institute）

为了促进现实疗法持续的影响，并保证其精髓原理在未来几十年继续兴旺，格拉瑟建立了这个学院，它原来的名字叫现实疗法学院。这一组织批准了一个为期 18 个月的培训项目，通过培训可以获得现实疗法证书（RTC）。接受进一步的培训，可以成为威廉·格拉瑟学院的正式成员。更多的信息，请联系：

The William Glasser Institute

22024 Lassen street suite 18

Chatsworth，CA 91311

Tel：1-513-561-1911

Fax：1-513-561-1911

E-Mail：wubsrt@fuse.net

Website：www.realitytherapywub.com

现实疗法中心（Center for Reality Therapy）

　　现实疗法中心由罗伯特·伍伯丁主管，他也是威廉·格拉瑟学院的培训主管，主办为期1天、2天、3天的工作坊，然后可以通过威廉·格拉瑟学院获得证书。现实疗法中心的使命是教授现实疗法，使越来越多的人在专业和个人领域应用现实疗法。地址如下：

Center for Reality Therapy

Robert Wubbolding，EdD，Director

7672 Montgomery Road #383

Cincinnati，OH 45236

Tel：1-513-561-1911

Fax：1-513-561-1911

E-Mail：wubsrt@fuse.net

Website：www.realitytherapywub.com

参考文献

American Psychiatric Association. (2000). *Diagnostic and statistical manual of mental disorders(IV-TR)*. Washington, DC: Author.

American Psychological Association. (2002a). *Ethical principles of psychologists and code of conduct*. Washington, DC: Author.

American Psychological Association. (2002b). Guidelines on multicultural education, training, research, practice, and organizational change for psychologists. Retrieved from http: // www. apa. org/practice/guidelines/multicultural. pdf

Angelou, M. (2009). Angelou never gave up hope [YouTube interview]. Retrieved from http: //www. youtube. com/watch?v=lTCcOLWr7-s&feature=channel

Arbona, C. , & Virella, B. (2008). Psychological issues with Puerto Ricans: A review of research findings. In C. Negy(Ed.), *Cross-cultural psychotherapy* (pp. 103-132). Reno, NV. Bent Tree Press.

Aurelius, M. (1944). *The meditations of Marcus Aurelius*. (A. Farquharson, Ed.). London, England: Oxford University Press.

Beck, A. , & Weishaar, M. (2008). Cognitive therapy. In R. Corsini(Ed.), *Current psychotherapies* (8th ed. , pp. 263-294). Belmont, CA: Thomson Brooks/Cole.

Bratter, T (2008). *The John Dewey Academy flourishes*. Retrieved from http: //www. strugglingteens. com/artman/publish/ JohnDeweyAcademyBN_081118. shtml

Bratter, T. , Collabolletta, E. , Gordon, D. , & Kaufman, S. (1999).

The John Dewey Academy: Motivating unconvinced, gifted, self-destructive adolescents to use their superior assets. Unpublished manuscript.

Bratter, T. , Esparat, D. , Kaufman, A. , & Sinsheimer, L. (2008). Confrontational psy-chotherapy: A compassionate and potent psychotherapeutic orientation for gifted adolescents who are self-destructive and engage in dangerous behavior. *International Journal of Reality Therapy*, 27(2), 13-25.

Britzman, M. J. (2009). *Pursuing thegood life.* Bloomington, IN: Unlimited Publishing.

Buck, N. (2000). *Peaceful parenting.* San Diego, CA:Black Forest Press.

Burnett, D. (1995). *Raising responsible kids.* Laguna Nigel, CA: Funagain Press.

Carleton, R. (1994). Reality therapy in the Christian context [Audio cassette]. Mont-gomery, AL: Private Publication.

Carlson, J. , & Englar-Carlson, M. (2008). Adlerian therapy. In J. Frew & M. Spiegler (Eds.), *Contemporary psychotherapies for a diverse world* (pp. 93–140). Boston, MA: Houghton Mifflin.

Cavanagh, J. , & McGoldrick, J. (1953). *Fundamental psychiatry.* Milwaukee, WI: Bruce.

Cheng, N. (1986). *Life and death in Shanghai.* New York, NY: Grafton Books.

Chung, M. (1994). Can reality therapy help juvenile delinquents in Hong Kong? *Journal of Reality Therapy*, 14(1), 68–80.

Collabolletta, E. , Gordon, D. , & Kaufman, S. (2000). The John Dewey Academy: Motivating students to use, rather than abuse, their superior assets. *International Jurnal of Reality Therapy*, 19(2), 38–45.

Corey, G. (2009). *Theory and practice of counseling and psychotherapy* (8th ed.). Belmont, CA: Thomson Brooks/Cole.

Deci, E. (1995). *Why we do what we do*. New York, NY: Penguin Books.

Ellis, A. (2008). Rational emotive behavior therapy In R. Corsini(Ed.), *Current psychotherapies* (8th ed. , pp. 187-222). Belmont, CA: Thomson Brooks/Cole.

Ellis, A. , & Harper, R. (1997). *A guide to rational living* (3rd ed.). North Hollywood, CA: Wilshire Books.

Ellsworth, L. (2007). *Choosing to heal*. New York, NY: Routledge.

Fajors, N. , & Negy, C. (2008). African American clients: History and therapy considerations. In C. Negy (Ed.), *Cross-cultural psychotherapy* (pp. 161-185). Reno, NV: Bent Tree Press.

Feinauer, L. , Mitchell, J. , Harper, J. , & Dane, S. (1998). The impact of hardiness and severity of childhood sexual abuse on adult adjustment. *The American Journal of Family Therapy*, 24(3), 206–214.

Finnerty, M. (2007). Choice theory training: Effects on locus of control and self-esteem in adult community employment workers. *International Journal of Choice Theory,* 2(1), 30–34.

Ford, E. (1979). *Permanent love*. Minneapolis, MN: Winston.

Frankl, V(1984). *Man's search for meaning*. NewYork, NY: Washington Square Press.

Frew, J. (2008). Gestalt therapy. In J. Frew & M. Spiegler (Eds.), *Contemporary psychotherapies for a diverse world* (pp. 228–274). Boston, MA: Houghton Mifflin.

Frew, J. , & Spiegler, M. (2008). Introduction to contemporary psychotherapies for a diverse world. In J. Frew & M. Spiegler (Eds.), *Contemporary psychotherapies for a diverse world* (pp. 1-19). Boston, MA: Houghton Mifflin.

Genetic Science Learning Center, University of Utah. (2008). *The new science of addiction: Genetics and the brain*. Retrieved from http: // learn. genetics. utah. edu/units/addiction/

Gilchrist Banks, S. (2009). *Using choice theory and reality therapy to enhance student achievement and responsibility.* Alexandria, VA: American School Counselor Association.

Glasser, N. (Ed.). (1980). *What are you doing?*NewYork, NY: Harper&Row.

Glasser, N. (Ed.). (1989). *Control theory in the practice of reality therapy.* New York, NY: Harper & Row.

Glasser, W. (1960). *Mental health or mental illness?* NewYork, NY: Harper & Row.

Glasser, W. (1965). *Reality therapy.* New York, NY: Harper & Row.

Glasser, W.(1968). *Schools without failure.* New York, NY: Harper & Row.

Glasser, W.(1972). *The identity society.* New York, NY: Harper & Row.

Glasser, W.(1976). *Positive addiction.* New York, NY: Harper & Row.

Glasser, W.(1980). *Stations of the mind.* New York, NY: Harper & Row.

Glasser, W. (1984). *Control theory.* New York, NY: HarperCollins.

Glasser, W. (1990). *The quality school.* NewYork, NY: HarperCollins.

Glasser, W. (1993). *The quality school teacher.* New York, NY: HarperCollins.

Glasser, w. (1996, Summer). Dr. Glasser's Corner. *The William Glasser Institute Newsletter*, 3–4.

Glasser, W. (1998). *Choice theory.* New York, NY: HarperCollins.

Glasser, W. (2000a). *Reality therapy in action.* New York, NY: HarperCollins.

Glasser, W. (2000b). *Every student can succeed.* Chula Vista, CA: Black Forest Press.

Glasser, W. (2003). *Warning: Psychiatry can be hazardous to your mental health.* New York, NY: HarperCollins.

Glasser, W. (2005a). *Defining mental health as a public health issue.* Chatsworth, CA: The William Glasser Institute.

Glasser, W. (2005b). *How the brain works chart.* Chatsworth, CA: The

William Glasser Institute.

Glasser, W. (2007). *Eight lessons for a happier marriage*. NewYork, NY: HarperCollins.

Glasser, W. (2008, July 16). *Back to the basics*. Keynote address to annual international conference of The William Glasser Institute, Colorado Springs, CO.

Glasser, W. , & Glasser, C. (1999). *The language of choice theory*. New York, NY: HarperCollins.

Glasser, W. , & Glasser, C. (2008, Summer). Procedures: The cornerstone of institute training. *The William Glasser Institute Newsletter*, 1.

Glasser, W, & Wubbolding, R. (1995). Reality therapy. In R. Corsini (Ed.), *Current psychotherapies* (5th ed. , pp. 293–321). Itasca, IL: Peacock.

Glasser, W, & Zunin, L. (1973). Reality therapy. In R. Corsini (Ed.), *Current psychotherapies*(2nd ed. , pp. 283–297). Itasca, IL: Peacock.

Greene, B. (1994). *New paradigms for creating quality schools*. Chapel Hill, NC: New View Publications.

Hawthorn, T (2008, August 18). A golden day for a village that reached out to a family. *Globe and Mail*, pp. 1, 7.

Hirsch, J. (2004). *Two souls indivisible*. New York, NY: Houghton Mifflin.

Hoglund, R. (2007). *Intervention strategies: Educating for responsibility and quality*. Tempe, AZ: Hoglund.

Honeyman, A. (1990). Perceptual changes in addicts as a consequence of reality therapy based on group treatment. *Journal of Reality Therapy*, 9(2), 53–59.

Ivey, A. E. , D'Andrea, M. , Ivey, M. B. , & Simek-Morgan, L. (2007). *Theories of courtseling and psychotherapy: A multicultural perspective* (6th ed.). Boston, MA: Allyn & Bacon.

Jazimin Jusoh, A. , Mahmud, Z. , & Mohd Ishak, N. (2008). The patterns of reality therapy usage among Malaysian counselors. *International Journal of Reality Therapy,* 28(1), 5-14.

Kaiser, H. (1965). The problems of responsibility in psychotherapy. In B. Fierman (Ed.), *Effective psychotherapy*(pp. 1-13). New York, NY: Free Press.

Kim, J-U. (2006). The effect of a bullying prevention program on responsibility and victimization of bullied children in Korea. *Journal of Reality Therapy,* 26(1), 4-8.

Kim, R-I. , & Hwang, M. (2006). A meta-analysis of reality therapy and choice theory group programs for self-esteem and locus of control in Korea. *International Journal of Choice Theory,* 1(1), 25-30.

Kratochwill, T, & Morris, R. (1993). *Handbook of psychotherapy with children and adolescents.* Boston, MA: Allvn & Bacon.

Lazarus, A. (2008). Multimodal therapy. In R. Corsini (Ed.), *Current psychotherapies* (8th ed. , pp. 368-401). Belmont, CA: Thomson Brooks/Cole.

Linnenberg, D. (1997). Religion, spirituality in the counseling process. *International Journal of Reality Therapy,* 17(1) 55-59.

Litwack, L. (2005). Editor's comments. *International Journal of Reality Therapy,* 24(2), 3-4.

Litwack, L. (2007). Basic needs—a retrospective. *International Journal of Reality Therapy,* 16(2), 28-30.

Lojk, L. (1986). My experiences using reality therapy. *Journal of Reality Therapy,* 5(2), 28-35.

Lojk, L. (2009). 4th European international conference in Edinburgh. *International Journal of Reality Therapy,* 29(1), 30-33.

Luborsky, E. , O'Reilly-Landry, M. , & Arlow, J. (2008). Psychoanalysis. In R. Corsini (Ed.), *Current psychotherapies* (8th ed. , pp. 15-62). Belmont, CA: Thomson Brooks/Cole.

MacColl, L. A. (1946). *Fundamental theory of servo-mechanism.* New York, NY: Van Nostrand.

Marcotte, C. , & Bilodeau, S. (2007). Reality therapy and research in group homes project. Montreal, Quebec. Retrieved from http: //www. centrejeunessedequebec. qc. ca/

Mearns, J. (2008). *The social learning theory of Julian B. Rotter*. Retrieved from http: //psych. fullerton. edu/jmearns/rotter. htm

Mendelowitz, E. , & Schneider, K. (2008). Existential psychotherapy. In R. Corsini (Ed.), *Current psychotherapies* (8th ed. , pp. 295– 327). Belmont, CA: ThomsonBrooks/Cole.

Theory (n. d.). *Merriam-Webster online dictionary*. Retrieved from http: //www. merriam-webster. com/dictionary/theory

Mickel, E. (2005). *Africa centered reality therapy and choice theory*. Trenton, NJ: Africa World Press.

Mickel, E. , & Hall, C. (2006). Family therapy in transition: Love is a healing behavior. *International Journal of Reality Therapy*, 15(2), 32–35.

Mickel, L. , & Liddie-Hamilton, B. (1996). Family therapy in transition: Social constructivism and control theory. *Journal of Reality Therapy*, 16(1), 95-100.

Moore, T. (1944). *Personal mental hygiene*. New York, NY: Grune & Stratton.

Morales, M. A. A. (1995). *Why reality therapy works for Puerto Ricans*. Unpublished manuscript; available from Box 4929, Hato Rey, Puerto Rico 00919.

Mosak, H. , & Maniacci, M. (2008). Adlerian psychotherapy. In R. Corsini (Ed.), *Current psychotherapies* (8th ed. , pp. 63–106). Belmont, CA: Thomson Brooks/Cole.

Murdock, N. (2004). *Theories of counseling and psychotherapy: A case approach*. Upper Saddle River, NJ: Merrill/Prentice Hall.

Murphy, L. (1997). Efficacy of reality therapy in the schools: A review of the research from 1980–1995. *Journal of Reality Therapy*, 16(2), 12–20.

Myers, L. , & Jackson, D. (2002). *Realty therapy and choice theory*. Lanham, MD: American Correctional Association.

Negy, C. (2008). Treating dissimilar clients: No longer the road less traveled. In C. Negy (Ed.), *Cross-cultural psychotherapy* (pp. 3–22). Reno, NV: Bent Tree Press.

Okonji, J. (1995). Counseling style preference and perception of counselors by Affican American male students. *Dissertation Abstracts* B 55/09, 3811.

Okonji, J. , Ososkie, J. , & Pullos, S. (1996). Preferred style and ethnicity of counselors by African American males. *Journal of Black Psychology*, 22(3), 329–339·

Parish, J. , & Parish, T. (1999). An examination of teacher caring, underachievement, and at-risk behaviors. *International Journal of Reality Therapy*, 19(1), 27–31.

Pask, G. (1976). *The cybernetics of learning and performance*. London, England: Hutchinson.

Passaro, P. , Moon, M. , Wiest, D. , & Wong, E. (2004). A model for school psychology practice: Addressing the needs of students with emotional and behavioral challenges through the use of an in-school support room and reality therapy. *Adolescence*, 39(155), 503–517.

Patterson, C. H. (1974). *Relationship counseling*. New York, NY: HarperCollins.

Pierce, K. (2007). *Using lead management on purpose*. Lincoln, NE: iUniverse.

Pierce, K. , & Taylor, A. (2008). *The dance of bullying*. Lincoln, NE: iUniverse.

Powers, W. (1973). *Behavior: The control ofperception*. New York, NY: Aldine.

Primason, R. (2004). *Choice parenting*. Lincoln, NE: iUniverse.

Richardson, B. (2001). *Working with challenging youth*. Philadelphia, PA: Brunner-Routledge.

Roth, B. , & Goldring, C. (2008). *Relationship counseling with choice theory strategies*. Beverly Hills, CA: Association of Ideas Publishing.

Rotter, J. B. (1954). *Social learning and clinical psychology*. New York, NY: Prentice Hall.

Roy, J. (2005). *Soul shapers*. Hagerstown, MD: Review and Herald.

Roy, J. (2006). *The development of the ideas of William Glasser: A biographical study*. Unpublished doctoral dissertation. La Sierra University, Riverside, CA.

Ryan, R. , & Deci, E. (2008). A self-determination theory approach to psychotherapy: The motivational basis for effective change. *Canadian Psychology*, 49(3), 186–193.

Salzman, M. (2003). *True noteboooks*. New York, NY: Vintage Books.

Shaft, R. (2008). *Theories of psychotherapy and counseling: concepts and cases*. Belmont, CA: Thomson Brooks/Cole.

Sickles, W. (1976). *Psychology: A matter of mind. Dubuque*, IA: Kendall/Hunt.

Slavik, S. , Sperry, L. , & Carlson, J. (2000). Efficient Adlerian therapy with individuals and couples. In J. Carlson and L. Sperry (Ed.), *Brief therapy with individuals & couples* (pp. 248–263). Phoenix, AZ: Zeig, Tucker & Theisen.

Spiegler, M. (2008). Behavior therapy II: Cognitive-behavioral therapy. In J. Frew & M. Spiegler (Eds.), *Contemporary psychotherapies for a diverse world* (pp. 320–359). Boston, MA: Lahaska Press.

Staub, E. , & Pearlman, L. (2002). Understanding basic psychological needs. Retrieved from http: //www. heal-reconcile-rwanda. org/lec _ needs. htm

Sue, D. W. , & Sue, D. (1999). *Counseling the culturally different: Theory and practice* (3rd ed.). NewYork, NY: Wiley.

Sue, D. W. , & Sue, D. (2003). *Counseling the culturally diverse: Theory and practice* (4th ed.). New York, NY: Wiley.

Sullo, R. (2007). *Activating the desire to learn*. Alexandria, VA: Association for Supervision and Curriculum.

Tabata, M. (1999). The usefulness of reality therapy for biblical counseling. *Japanese Journal of Reality Therapy*, 5(1), 30–34.

Talmon, M. (1990). *Single-session therapy*. San Francisco, CA: Jossey-Bass.

Webster's concise desk encyclopedia. (1995). New York, NY: Barnes & Noble Books.

Webster's New World College Dictionary (4th ed.). (1999). New York, NY: MacMillan.

Weinberg, G. (1985). *Secrets of consulting*. New York, NY: Dorset House.

Whaley, A. , & Davis, K. (2007). Cultural competence and evidence-based practice in mental health services. *American Psychologist*, 62(6), 563–574.

Wiener, N. (1948). *Cybernetics*. New York, NY: Wiley.

Wienea, N. (1952). *Nonlinear problems in random theory*. New York, NY: Technology Press of MIT and Wiley.

The William Glasser Institute. (2005). *Programs, policies and procedures of the William Glasser Institute*. (2005). Chatsworth, CA: Author.

Wilson, L. , & Stith, S. (1991). Culturally sensitive therapy with black clients. *Journal of Multicultural Counseling and Development*, 19(1), 32–43.

Wubbolding, R. (1988). *Using reality therapy*. New York, NY: Harper & Row.

Wubbolding, R. (1989). Radio station WDEP and other metaphors used in teaching reality therapy. *Journal of Reality Therapy*, 8(2), 74–79.

Wubbolding, R. (1990). Evaluation: The cornerstone in the practice of reality therapy. *Omar Psychological Series*, 1(2), 6–27.

Wubbolding, R. (1991). *Understanding reality therapy*. NewYork, NY: HarperCollins.

Wubbolding, R. (1992). *You steer* [CD] . Cincinnati, OH: Center for Reality Therapy.

Wubbolding, R. (1998). Client inner self-evaluation: A necessary prelude to change. In H. Rosenthal (Ed.), *Favorite counseling and therapy techniques* (pp. 196–197). Washington. DC: Taylor & Francis.

Wubbolding, R. (2000a). *Reality therapy for the 21st century*. Philadelphia, PA: Brunner Routledge.

Wubbolding, R. (2000b). Reality therapy. In A. Horne (Ed.), *Family counseling and therapy* (3rd ed. , pp. 420–453). Itasca, IL: Peacock.

Wubbolding, R. (2003). Reality therapy theory. In D. Capuzzi (Ed.), *Counseling and psychotherapy* (3rd e d. , pp. 255–282). Upper Saddle River, NJ: Merrill Prentice Hall.

Wubbolding, R. (2004). *You steer* [CD]. Cincinnati, OH: Center for Reality Therapy.

Wubbolding, R. (2005). The power of belonging. *International Journal of Reality Therapy*, 24(2) ; 43–44.

Wubbolding, R. (2006). Searching for mental health. *International Journal of Choice Theory*, 1(1), 5–6.

Wubbolding, R. (2007). Glasser quality school. *Group Dynamic: Theory, Research, and Pracuce*, *11(4)*, 253–261.

Wubbolding, R. (2008a). *Cycle of managing, supervising, counseling and coaching* (Chart, 16th revision). Cincinnati, OH: Center for Reality Therapy.

Wubbolding, R. (2008b). More searching for mental health. *International Journal of Choice Theory*, 2(1), 6-9.

Wubbolding, R. (2008c). Reality therapy. In J. Frew & M. Spiegler (Eds.), *Contemporary psychotherapies for a diverse world* (pp. 360–396). Boston, MA: Houghton Mifflin.

Wubbolding, R. (2009a). *Reality therapy training manual* (15th revision). Cincinnati, OH: Center for Reality Therapy.

Wubbolding, R. (2009b). 2029: Headline of footnote?Mainstream or backwater?Cutting edge or trailing edge?Included or excluded from the professional world?*International Journal of Reality Therapy*, 29(1), 26-29.

Wubbolding, R. , & Brickell, J. (2000). Misconceptions about reality therapy. *International Journal of Reality Therapy*, 19(2), 64-65.

Wubbolding, R. , & Brickell, J. (2001). *A set of directions for putting and keeping yourself together*. Minneapolis, MN: Educational Media.

Wubbolding, R. , & Brickell, J. (2005). Purpose of behavior: Language and levels of commitment. *International Journal of Reality Therapy*, 25(1), 39-41.

Wubbolding, R. , & Brickell, J. (2007). Frequently asked questions and brief answers: Part I. *International Journal of Reality Therapy*, 27(1), 29-30.

Wubbolding, R. , Brickell, J. , Imhof, L. , Kim, R. , Lojk, L. , & Al-Rashidi, B. (2004). Reality therapy: A global perspective. *International Journal for the Advancement of Counselling,* 26(3), 219-228.

Wubbolding, R. , Brickell, J. , Loi, I. , & Al-Rashidi, B. (2001). The why and how of self-evaluation. *International Journal of Reality Therapy*, 21(1), 36-37.

Yontef, G. , & Jacobs. L. (2008). Gestalt therapy. In R. Corsini (Ed.), *Current psychotherapies* (8th ed. , pp. 328-367). Belmont, CA: Thomson Brooks/Cole.

丛书主编简介

乔恩·卡尔森（Jon Carlson），心理学博士，教育博士，美国专业心理学委员会成员，他是一位杰出的心理学教授，在位于伊利诺伊州大学城的州长州立大学从事心理咨询工作，同时，他也是一位就职于威斯康星州日内瓦湖的健康诊所的心理学家。卡尔森博士担任好几家期刊的编辑，其中包括《个体心理学杂志》（*Journal of Individual Psychology*）和《家庭杂志》（*The Family Journal*）。他获得了家庭心理学和阿德勒心理学的学位证书。他发表的论文有 150 多篇，出版图书 40 多部，其中包括《幸福婚姻的 10 堂必修课》（*Time for a Better Marriage*）、《阿德勒的治疗》[1]（*Adlerian Therapy*）、《餐桌上的木乃伊》（*The Mummy at the Dining Room Tab*）、《失误的治疗》（*Bad Therapy*）、《改变我的来访者》（*The Client Who Changed Me*）、《圣灵让我们感动》（*Moved by the Spirit*）。他与一些重要的专业治疗师和教育者一起，创作了 200 多部专业录像和 DVD。2004 年，美国心理咨询学会称他是一个"活着的传说"。最近，他还与漫画家乔·马丁（Joe Martin）一起在多家报纸上同时刊登了忠告漫画《生命边缘》（*On*

---

[1] 《阿德勒的治疗》，2012 年 1 月，重庆大学出版社。

The Edge）。

马特·恩格拉-卡尔森（Matt Englar-Carlson），哲学博士，他是富乐顿市加利福尼亚州立大学的心理咨询学副教授，同时也是位于澳大利亚阿米德尔市的新英格兰大学保健学院的兼职高级讲师。他是美国心理学会第 51 分会的会员。作为一名学者、教师和临床医生，恩格拉-卡尔森博士一直都是一位勇于创新的人，他在职业上一直充满激情地训练、教授临床医生更为有效地治疗其男性来访者。他的出版物达 30 多部，在国内和国际上发表了 50 多篇演讲，其中大多数的关注焦点都是集中于男性和男性气质。恩格拉-卡尔森博士与人合著了《与男性共处一室：治疗改变案例集》（*In the Room With Men: A Casebook of Therapeutic Change*）和《问题男孩的心理咨询：专业指导手册》（*Counseling Troubled Boys: A Guidebook for Professionals*）。2007 年，男性心理研究学会（*Society for the Psychological Study of Men and Masculinity*）提名他为年度最佳研究者。同时，他也是美国心理学会致力发展男性心理学实践指导方针工作小组的成员。作为一位临床医生，他在学校、社区、大学心理健康机构对儿童、成人以及家庭进行了广泛的治疗。

译后记

有一个流派的治疗师喜欢问来访者："你想要什么？"似乎他不是治疗师，而是一个魔术师。这个流派就是现实疗法（realty therapy）。说它是现实疗法，它却从理想开始；说它关注理想，它的落脚点却是现实。现实疗法帮助人们检视他们的需求和理想，帮助他们评估当前的行为，并为需求的满足做出计划。其中很少有晦涩的心理学术语，讲究的就是两个字——实用。

虽然重视实用技术，但是它也有强大的理论支撑。其理论来源是工程学中的控制论，即控制理论，后称选择理论。控制理论认为人脑功能就像温度调节器，能够调整自己的行为，以改变周围的环境。比如恒温器知觉到房间温度在 80 度，而想要调到 72 度，它就会对其行为系统发出指令，让它去做一些事情来调低房间温度。大脑起到的是一个负向输入（negative input）控制系统的作用。当一个不朝着自己的目标前进时，大脑就会通知他或她，行为脱离了目标并尝试纠正它。

人类行为由五种基本需求所驱动：生存或自我保护、爱或归属、权力或内在控制、自由或独立、乐趣或欢乐，它们是人类行为的源头。当人类知觉到他们正在接近自己的目标，满足这些基本需求中的某一种，他们便会感到心满意足，或者说达到一种平衡状态。因此，人类行为是有目的性的。它尝试着影响外部世界，与之交流。同时，人类的行为又是具有选择性的，人们可以选择以有效行为来代替之前的无效行为。换句话说，我们比自己意识到的更多地控制着自己的生活。现实治疗师看到人类进行选择、改变行为的能力。

现实疗法之实用体现在 WDEP 这四个字母上。这几个字母代表了它引导人们行为改变的步骤。W 代表询问来访者想（wants）从他们的周围世界中获得什么，涉及说明来访者对自己及周围世界的了解和把握。D 代表探索来访者当前正在做（doing）什么，即他们正在展现什么行为，包括行动、思考、感受和生理。E 代表来访者的自我评估（evaluation）——检查行为的有效性、需求的可行性及其动机的许多其他方面。P 代表了一个行动计划（plan），使来访者走向想要的改变。如果我们熟练掌握了这个 WDEP，或许就无需再担心"理想遇到现实"时不知所措了。

本书翻译与出版过程中得到许多人的相助，肖静提供了第三章的初稿，袁惠灵提供了第四至七章的初稿，郑世彦翻译了第一、二两章并对全部章节进行了校对和统稿，郭本禹老师化解了翻译中的诸多难题并对全书进行了最终审校。目前市场上还未见到关于现实疗法的译著，我们在翻译过程中带着欣喜和担忧，欣喜的是，这是第一本关于现实疗法的中文简体版译作；担忧的是，书中有些地方的翻译带有尝试性，可能不够准确。重庆大学出版社的编辑们在此书编校过程中也付出了大量心血。最后，鉴于我们的知识和能力限制，希望广大读者在阅读过程中能对书中误译之处予以批评指正！

译　者

2016 年

图书在版编目（CIP）数据

现实疗法 /（美）罗伯特·伍伯丁
（Robert　E. Wubbolding）著；郑世彦译. ——重庆：重庆大学出版社，2016.10（2022.7重印）
（心理咨询师系列. 心理治疗丛书）
书名原文：Reality Therapy
ISBN 978-7-5689-0159-8

Ⅰ.①现… Ⅱ.①罗… ②郑… Ⅲ.①精神疗法
Ⅳ.①R749.055

中国版本图书馆CIP数据核字（2016）第224403号

现实疗法

［美］罗伯特·伍伯丁　著

郑世彦　译　　郭本禹　主编

鹿鸣心理策划人：王　斌
责任编辑：敬　京
责任校对：关德强
＊
重庆大学出版社出版发行
出版人：饶帮华
社址：（401331）重庆市沙坪坝区大学城西路21号
网址：http://www.cqup.com.cn
重庆俊蒲印务有限公司印刷

开本：890mm×1240mm　1/32　印张：7.125　字数：145千
2016年11月第1版　　2022年7月第2次印刷
ISBN 978-7-5689-0159-8　定价：29.00元

版贸核渝字（2013）第49号